Quality Control Circle

Quality Control Circle

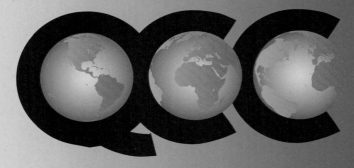

Quality Control Circle

Quality Control Circle

Quality Control Circle

U0277400

Quality Control Circle

Quality Control Circle

医院品管圈
进阶 手册

名誉主编　王伟林

主　　编　王临润　李　盈

主　　审　马伟杭　秦　刚

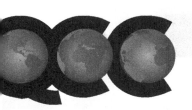

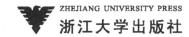

ZHEJIANG UNIVERSITY PRESS
浙江大学出版社

图书在版编目（CIP）数据

医院品管圈进阶手册 / 王临润, 李盈主编. -- 杭州: 浙江大学出版社, 2016.5（2023.7重印）
ISBN 978-7-308-15809-1

Ⅰ. ①医… Ⅱ. ①王… ②李… Ⅲ. ①医院－管理－手册 Ⅳ. ①R197.32-62

中国版本图书馆CIP数据核字（2016）第089990号

医院品管圈进阶手册

王临润　李　盈　主编

策划编辑	张　鸽
责任编辑	张　鸽
责任校对	潘晶晶
排　　版	杭州兴邦电子印务有限公司
封面设计	续设计
出版发行	浙江大学出版社

（杭州市天目山路148号　邮政编码310007）

（网址：http://www.zjupress.com）

印　　刷	浙江新华数码印务有限公司
开　　本	710mm×1000mm　1/16
印　　张	20
字　　数	348千
版 印 次	2016年5月第1版　2023年7月第5次印刷
书　　号	ISBN 978-7-308-15809-1
定　　价	68.00元

版权所有　翻印必究　印装差错　负责调换

浙江大学出版社发行部电话（0571）88925591；http://zjdxcbs.tmall.com

《医院品管圈进阶手册》
编 委 会

名誉主编：王伟林

主　　编：王临润　李　盈

主　　审：马伟杭　秦　刚

副 主 编：张国兵　羊红玉　楼　燕
　　　　　柴惠丰　王　维　缪建华

编　　委：（按姓氏笔画排序）
　　　　　王　远　王　维　王建平　王临润
　　　　　冯洁惠　朱巧云　羊红玉　李　盈
　　　　　汪　洋　张幸国　张国兵　张美玲
　　　　　陈　锦　杭汉强　柴惠丰　黄　鑫
　　　　　楼　燕　缪建华

序　一

正如日本著名的质量管理大师石川馨先生所言,组织中95%的质量问题可以应用简单的工具加以解决。品管圈就是颠覆传统管理模式,倡导自下而上解决问题的一种先进理念和有效工具。而且对于医疗行业而言,品管圈远非工具与方法那么简单,它也是一种科学的群体运作模式,更是一种特定组织文化的象征。在频繁使用品管圈的过程中,一线医务人员不再将自己仅仅定位为自上而下制度的忠实执行者,而是将自己定位为现场问题的发现者,更是分析与解决问题的管理者,实现了从"要我做"到"我要做"的转型,进而将管理渗透到了每一个部门、每一个流程、每一个细小的环节,将一线医务人员的智慧上升为标准和规范。

医院品管圈活动兴起于我国台湾地区。但出于种种原因,医院品管圈在我国大陆的推行较为缓慢。约在2005年,一些志同道合的同仁们开始在医疗机构开展品管圈活动,同时逐步在全国各地推广经验。2010年,原国家卫生部医管司委托清华大学主持并设计开展了"品管圈在我国医院适宜性应用研究"。2013年,医院品管圈活动迎来了"天时、地利、人和"的良好发展态势,国家卫生和计划生育委员会医政医管局委托清华大学医院管理研究院成功举办了"第一届全国医院品管圈大赛",进一步把品管圈活动推向全国所有的医疗机构,这对改进中国的医疗服务质量具有不可估量的意义和价值。同年11月,由本人发起成立了中国医院品管圈联盟,构建了全国性的品管圈学习、交流及推广平台。至今,全国医院品管圈大赛已成功举办三届。期间,浙江大学附属第一医院(简称浙大一院)的领导、药学部的专家和全院同仁们为促进医院品管圈在浙江省以及全国的推广做了大量的工作。为此,特借此机会,谨以中国医院品管圈联盟及个人的名义,向各位一并表示最诚挚的感谢!

品管圈的魅力令不少医院管理者折服,它把以往医院管理中的经验管理、粗放管理转化成科学管理和精细化管理,并实现了从定性管理到定量管理的转变,成为推动医疗质量和安全持续改进的创新工具。品管圈的魅力更令大家惊叹,"小圈"也能"星火燎原"。10年间,医疗行业从对品管圈的懵懂认知,发展到如今已有3万余个圈,全国有30余万名医务人员投入开展品管圈活动的全国医疗质量改进热潮中。

然而,欣喜之余,我们依然可以看到各地区、各医院对品管圈的应用还十分不平衡。按照中国1.4万多家县级以上医院的体量,每年至少可以开展数万个品管圈项目。显然,开展品管圈活动的潜力与空间是非常巨大的。因此,医院品管圈持续推广工作任重道远。同时,品管圈自身也在不断地发展和完善,品管圈的推广也需要不断地与时俱进。因此,已有一定品管圈基础的同仁们就非常迫切地希望能通过进阶学习来提升应用水平。非常高兴《医院品管圈进阶手册》的编委会邀请我为之作序。这是一本能切实有效帮助解决品管圈开展过程中遇到的难题的好书,它也是可以有效帮助更多的品管圈使用者开阔视野,并提升品管圈活动的攻坚能力和研究水平的宝典之一。

中国拥有世界上规模最大的医疗服务体系,我们有责任也有能力扛起全球医院品管圈活动的大旗,在国际舞台上书写"中国符号"。让我们一起共同努力进阶!

中国医院品管圈联盟主席
国际医院品管圈联盟主席
清华大学医院管理研究院院长高级顾问
2016年4月于清华园

序 二

近年来,为了推动医疗质量持续改善,让患者享有高品质的医疗服务,我国医疗机构积极引入了各种先进的、科学的、有效的质量管理工具。其中,作为质量改进的利器,品管圈已经成为绝大多数医院的共同选择,并得到了广泛的应用。

传统的质量管理和安全管理停留在定性的管理层面上,无法进入定量管理。因此,医院管理很难构建起质量持续改进的长效机制。品管圈的出现较好地解决了这一问题。医院一旦开展了品管圈,实现了全院、全员、全过程参与的"三全"管理,就多了一条自下而上的线,从自上而下的单轨变为双轨。医院管理也从抽象变为具象,从单纯的定性管理变为定性与定量兼顾、以定量为主的管理。

我们非常欣慰地看到,目前我国各地医疗机构品管圈活动无论是在推动模式、活动范畴,还是在内涵品质等方面,都走出了具有自我特色的发展道路。品管圈活动已获得累累硕果;促进了医疗机构管理理念的改变;医疗、医技、护理及后勤等多维度的并行态势已初步形成;品管圈活动已不断尝试多部门、多学科的合作。这其中,令人骄傲的是浙江省医疗机构的品管圈团队做出了积极的探索和巨大的努力,成效亦令业界瞩目。

当然,品管圈活动还需要不断地做好理论提升和理念融合。如何向医疗领域寻求纵深突破是未来品管圈整体发展规划以及医院开展品管圈活动中均应该关注的重点。品管圈进阶发展需要同时关注问题解决型、课题达成型的品管圈活动模式,需要积极纳入循证医学的理念,需要灵活运用失效模式与效应分析(Failure Mode and Effect Analysis, FMEA)、5S、根因分析(Root Cause Analysis, RCA)等各种科学管理工具。

如今,《医院品管圈进阶手册》即将面世,我想此书的出版一定会为我国医疗机构更好地开展品管圈活动理论研究和实践活动提供颇有价值的参考,一定会为当前品管圈活动的持续开展带来新的思路。

十分荣幸为此书作序,愿品管圈活动不断创新发展!

浙江省卫生和计划生育委员会副主任

2016年4月

前　言

　　本书作为医院品管圈进阶活动的指导用书,从医院品管圈持续发展的管理战略视角,通过活动经验总结,结合医疗质量管理发展现状,着重介绍了创新型品管圈——课题达成型的工作模式,同时引入循证医学方法学,并在各工作环节中灵活运用FMEA、5S、RCA等其他科学管理工具,强调多学科融合与团队建设,旨在打破传统医院品管圈活动的思维局限,实现医院品管圈发展的与时俱进,充分提升医院品管圈活动的工作品质与学术内涵。

　　本书由医药卫生管理专家、医疗机构基层管理人员及一线医务工作人员共同编写完成。其主要内容包括医院品管圈的成效总结、管理策略、运行方式以及循证医学和其他管理工具的协同运用等,在系统阐述理论知识的基础上,辅以相应的工作实例解读,并提供最新的获奖案例展示,内容翔实,简明易懂,可操作性强,既可作为医院质量管理者的参考用书,也可为包括品管圈推动组织者、辅导员、圈长及圈员等在内的医院品管圈实践者提供思路和方法学上的有益借鉴。相信本书的出版不仅能为医院品管圈活动的发展注入新的活力,也可为我国医院质量管理水平的全面提升添砖加瓦。

　　自2008年以来,浙大一院品管圈团队在浙江省乃至全国医疗机构积极推广品管圈活动,取得了良好的成效,并先后编撰了《医院品管圈活动实战与技巧》《医院品管圈辅导手册》《医院品管圈圈长手册》等系列指导丛书。《医院品管圈进阶手册》又将是我院品管圈团队的一大力作。当然,本书的成功问世还要感谢浙江省中医院、浙江省人民医院、浙江省立同德医院及浙江省温岭市第一人民医院等兄弟医院的诸多专家在本手册撰写过程中的辛勤付出和集体智慧!

　　另外,本书在编写审稿过程中,也得到了国家卫生和计划生育委员会(简称国家卫计委)医政医管局、中国医院品管圈联盟、浙江省卫生和计划生育委员会(简称浙江省卫计委)、浙江省质量协会、浙江省卫计委医疗质量控制与评价办公室、浙江省医院药事管理质控中心、各编委所在医疗机构及浙江大学出版社的鼎力支持，还吸纳了众多同行专家的宝贵意见，并引用了一系列权威文献资料，在此一并致以诚挚的谢意。限于编者水平，内容难免存在疏忽或纰漏，希望学员或读者及时指正，更欢迎其他持有不同观点的同道一起探讨交流，以便再版时补充修订，更臻完善。

浙江大学附属第一医院
浙江省第一医院　院长
2016年4月

目　录

第一章
品管圈成效

　　自20世纪60年代，日本石川馨先生开启"品管圈"管理模式以来，全世界许多国家和地区相继引入和运用了该管理模式，而其中医疗机构中品管圈的应用尤属我国台湾及亚太地区最为广泛。近10年来，一批从事质量改进的先导者成功地将品管圈引入国内医疗机构中。历经数载耕耘，品管圈活动已如星星之火，形成了燎原之势，有效地推动了全国医疗质量的持续改善。无论是在推动模式、活动范畴，还是内涵品质等方面，各地品管圈活动都积极探索着具有自身特色的发展之路，产生了良好的品牌示范效应。同时，从试点到全面开展，从单一部门到跨部门、多学科合作，从问题解决型到课题达成型，随着品管圈活动的深入开展，品管圈自身也得到了革新和进步。实践证明，一次品管圈活动的开展可以让个人和团队收获各种有形和无形成果，而推动品管圈活动的全面开展可以有效促进一个部门乃至一个行业的质量提升。品管圈活动更是促进了管理理念的改变。在众多品质管理工具中，品管圈可短期见效，易持续开展，是质量改进的利器，是保障医疗质量的有效手段。

第一节　品管圈活动成果

　　品管圈（Quality Control Circle, QCC）提倡一线员工自动自发、自下而上地发现和解决问题。这样，不仅可以进行质量改善，获得有形成果，而且可以通过头脑风暴，激发员工潜能，提高员工的自我管理能力，收获许多无形成果和附加效益。此外，医疗机构众多品管圈项目的有序开展可以获得更多的管理成效，对该区域以及整个行业的发展更具有推动意义。

一、品管圈活动的三大成果

每期品管圈在效果确认时可以收获有形成果、无形成果和附加成果。

1. 有形成果

有形成果可以用数据形式表现，通常指能直接计算其效益的成果，如投诉次数、故障次数、不良事件发生次数、合理使用率及差错率等。有形成果可以通过目标达成率的计算来表述，一般用柱状图、推移图及柏拉图等工具来进行直观比较。有形成果易于引起人们的重视，是成果报告发表、交流的重要内容。

2. 无形成果

无形成果往往是指与有形成果相伴而生的，通常难以用物质或价值形式直接表现出来的成果，如品质意识、问题意识及团队意识的提升。无形成果表现为员工对工作产生了兴趣，享受到了成就感，员工之间感情更为融洽，沟通协调更为顺畅，部门文化更为向上等，是属于圈员个人和团队成长的重要收获。无形成果可用雷达图表示。其对团队持续发展起到积极的、不可替代的作用。

3. 附加成果

附加成果是指品管圈活动过程中与改善主题相关的有形成果、无形成果之外获得的其他产出，如奖励、著作、课题、论文及专利等有经济和社会效益的成果。

如在开展主题为"降低住院患者化疗药物不良事件发生率"的品管圈活动中，除有形成果和无形成果之外，还有一些附加效益的收获：平均每月化疗药品损耗节约约0.8万元，合计一年节约近10万元；开发了化疗医嘱智能模板，获得计算机著作权；发表文章三篇，其中SCI论文一篇；获得首届全国医院品管圈大赛一等奖。

对于品管圈活动而言，有形成果、无形成果和附加成果的收获均很重要。三者之间相辅相成，有形成果解决目标达成问题，无形成果体现内涵建设，附加成果代表转化与提升。

二、品管圈活动的推动成果

品管圈活动充分体现了"自动自发，团队合作，品质管理，持续改善"的基层质量管理理念。近年来，我国医院品管圈项目在组织架构、管理体系、行业风貌和质量文化等方面获得了显著的推动成效，顺应了持续改善医疗质量的时代要求,从而全面提升了我国医疗质量管理水平和服务品质。

1. 达成立体式的推广局面

通过顶层设计和有序推动,医疗机构品管圈已突破小范围开展的局面,不仅在医疗、护理、药学、放射及检验等各个学科领域开展,而且也辐射到卫生相关行业,如医药公司、药品生产企业等。并且以品管圈活动为纽带,医疗机构与卫生行政质量评价部门、其他行业品管组织及各级质量协会构筑了紧密协作机制,共同达成立体式的推广局面。

2. 创建同质化的管理体系

整体有序地推动品管圈项目,可以对某一个品管圈活动中已标准化的成果进行有效的经验推广,最终实现医疗机构内乃至行业内标准化和同质化管理的目标,这是品管圈活动最直接、也相对有形的推动成果。品管圈在积极推行的过程中也不断地自我完善,与其他许多管理工具、循证理念等相互融合。因此,单从管理工具层面而言,品管圈活动的推广已逐步构建起更科学、更灵活的医疗质量管控体系。另外,随着品管圈理念的不断深入,从组织架构层面而言,医疗质量管控体系也在不断完善,一些卫生行政部门成立了质量评价相关部门,而质量管理科也成了医疗机构新的重要部门。实践证明,在我国医疗机构内有效推动品管圈活动的开展,已促使我国医疗质量管理与控制体系和医疗服务体系实现同质化、标准化和精细化。

3. 树立良好的行业风貌

近年来,品管圈活动在医疗行业内的大力开展,不但有效地提升了医务人员的士气,更是树立了一种自动自发、积极向上、以患者为中心、充满正能量的医务人员的行业精神面貌。这是近年来积极推动品管圈活动所收获的最重要的无形成果。

4. 营造卓越的质量文化

质量营造文化,文化促进管理,管理创造品牌。近年来,通过大力推动品管圈活动的开展,已使更多的医疗机构管理者关注并支持质量持续改善。PDCA(Plan,计划;Do,实施;Check,确认;Act,处置)理念不断深入人心,逐渐形成文化。目前,全国医院品管圈大赛已成为医疗行业质量改进的交流平台,海峡两岸医疗品质促进交流也日益频繁,同时,越来越多的医疗机构自动自发地开展质量持续改进活动和有关竞赛。另外,PDCA理念也影响了行政管理思维,以实施独立第三方医院评价(质评办)为契机,品管圈作为一种质量管理工具,已被纳入医院评价和质量管理规范中,成为医院评审的硬性考核指标。

第二节 品管圈活动促进管理理念的改变

管理既是微观的,因为它的对象是每一个具体的个体,有效的管理需要解决个体发展等问题;管理又是宏观的,从整体的角度看,有效的管理需要遵循管理学基本原则,需要解决领导力、全员性、科学性及过程性等一系列的问题。实践表明,随着品管圈活动在我国医疗机构的广泛开展,品管圈活动所体现出的管理思维已实实在在地从微观个体和宏观整体两个层面促成了管理理念的改变。

一、微观个体层面

医疗质量和患者安全是医院管理的永恒主题,是医疗发展的战略目标。围绕这个战略目标,管理理论认为需要从员工意愿、员工能力以及组织许可三个角度来构建相应的组织能力,而品管圈恰好从微观个体层面有效地促进了该组织的能力建设。

1. 员工意愿体现——"愿不愿意"

品管圈倡导的最核心理念就是一线员工在工作现场,自下而上和自动自发地进行质量改善。通过品管圈活动,可以增强团队精神,帮助员工挖掘自身潜能,形成进取和肯定的思考方式,从而提升执行力,从"要我做"转变成"我要做",管理形式由"命令与控制"转变成"参与式"。

2. 员工能力解决——"会不会"

品管圈的十大步骤和各种管理工具,无论是系统运用还是日常分析,均能培养和锻炼员工处理各种问题的能力,让圈长和圈员成为日常管理的能手。

3. 组织许可表达——"允不允许"

品管圈搭建了员工实现自身价值的平台,在品管圈活动过程中非常强调授权和有效分工,在任务计划表中就会明确各个步骤相关的负责人等,充分体现品管圈开放包容的精神,允许和创造机会让大家积极参与组织管理。

二、宏观整体层面

从宏观整体层面而言,品管圈活动符合质量管理八项原则,有效解答了导向性、领导力、全员性、互惠性、系统性、过程性、持续性、科学性、兼容性、精益化及文化性等管理问题。其所体现出的管理思维也已促进了传统医疗管理理念的改变和发展。

1. 导向性的问题

患者导向是医疗机构进行一切质量改善的起点。实践证明，医疗机构品管圈活动把满足患者的需求和期望、改善就医体验作为一切工作的出发点和评价工作结果的依据。因此，品管圈从根本上体现了以患者为中心的服务宗旨。

2. 领导力的问题

品管圈推动组织是项目规划、实施和持续开展的有效保障。推动者需积极引导活动发展的方向，创造良好的活动环境。品管圈活动最核心的人员是圈长。因此，品管圈强调圈长领导力的构建，包括为品管圈活动的顺利开展争取资源，有效激励圈员，确保圈任务落实到人等。总而言之，品管圈活动培养了参与者良好的组织领导能力。

3. 全员性的问题

员工是组织的基础，员工的充分参与可以使他们的能力得以发挥，使组织最大获益。品管圈虽然强调圈长的作用，但更倡导以人为本，注重调动一线员工的积极性，全员广泛参与质量改进的全过程，赋予圈员职责和权限，共享知识和经验，倡导团队创新精神。

4. 互惠性的问题

团队与个人的互利关系可提高双方创造价值的能力。在建立经营方针和战略上，最高管理者应把供应方、协作方和合作方都看作是战略同盟中的合作伙伴，形成共同的竞争优势。品管圈活动注重圈员个人的成长和发展，通过各种激励管理，创造条件达到圈员和团队的共赢。

5. 系统性的问题

要成功地领导和运作一个组织，要求用系统的方式进行管理，提高组织效率，优化资源配置。品管圈活动强调系统的管理方法。如十大步骤中很重要的一步就是绘制系统流程图，从全局把握现状；也经常会从可行性、达成性、重要性及圈能力等多维度系统地评判问题、对策等。另外，品管圈的推动过程也需要以系统性及持续性的方式来进行。

6. 过程性的问题

为了更有效地实现预期的结果，品管圈活动强调将相关的资源和活动作为过程进行管理，明确十大步骤，并规定各步骤的活动、流程、培训、设备、方法、信息、材料、控制措施和评价方法等。

7. 持续性的问题

持续改进是组织自身发展的需要和永恒的目标。品管圈活动以 PDCA 为核心理念，本身强调了质量的持续改进。因此，真正有效开展的品管圈活动绝对不是一次性的活动，而是一个循序渐进、由量变达到质变的持续过程。

8. 科学性的问题

科学的管理强调有效的决策必须基于对事实和信息的逻辑分析。品管圈活动过程中强调方法的科学性，注重过程的逻辑性，实现了从经验管理到科学管理的转变。另外，循证医学近年来也逐渐被纳入品管圈活动中，从而更有效、严谨地收集有关数据和信息，提高品管圈整体的科学管理和决策能力。

9. 兼容性的问题

在医疗机构全面质量管理的大环境下，医疗机构可能采用多种管理工具。品管圈活动的不断推进有效地解决了不同管理工具兼容性问题。越来越多的品管圈活动中同时出现了 FMEA、5S 及 RCA 等管理手法，各种管理手法取长补短。品管圈已从单一手法的运用转变为多个管理工具兼容并存的有效质量管理。

10. 精益化的问题

目前，随着医疗改革的不断深入，医疗质量管理已从粗放型向精益化过渡。品管圈活动的 PDCA 理念与国际医院认证联合委员会（the Joint Commission International, JCI）的核心理念相一致，通过质量的持续改进，最终目标是达到精益化、标准化及同质化的管理。

11. 文化性的问题

组织文化建设是管理的最高境界。品管圈活动倡导"以人为本""持续改进"的组织文化。随着活动的不断推动，品管圈活动也从工具管理逐步发展到文化创建。品质管理已成为一种文化基因，深深扎根在广大医务人员之中。

第二章
品管圈管理策略

　　品管圈活动的成效,首先离不开有序、有效的品管圈推动,因为单个或少数局部地开展品管圈不能最终形成品管圈文化,就不能从宏观层面达到可持续的质量改善和管理。其次,为了良好地开展品管圈活动,规范有效的教育培训是必需的,包括启动培训、中期培训及成果发布等。另外,品管圈管理是过程管理,品管圈活动的评价不只是在效果确认一个步骤中出现和完成的,它其实贯穿于整个品管圈的十大步骤中,而且在每一步中均要进行科学的、严谨的评估确认。最后,品管圈还需要通过各种激励手段,充分调动圈员们的积极性,使得圈员们能保持持续的质量改进意识,更加自动自发、自下而上地参与品管圈活动。因此,本章节将从品管圈有效推动、教育培训、过程评价及激励管理四个方面入手,探讨广泛开展品管圈活动的核心管理策略。

第一节　品管圈有效推动

　　实践证明,有效的品管圈推动首先需要建立品管圈推动组织。经过数年的探索和努力,我国医疗机构对品管圈活动的推动已总结了许多成功的经验,无论在推动模式、活动范畴,还是内涵品质等方面,品管圈活动都走出了一条具有自身特色的发展之路。当前,品管圈推动进入了新的阶段,呈现出团队推动、竞赛推动及平台推动相结合的新模式。

一、品管圈推动组织架构

品管圈活动需要有组织的推动才能成功。实践发现,若无专人负责此项业务,推动进度会较为缓慢,专业性亦不足,故建议推动的区域或医院应结合自身的质量管理工作,成立不同形式、不同层次的推动组织,并使之成为品管圈活动的最高指导单位。推动组织应与相应的卫生行政主管部门、医疗机构质量管理部门相互协同,共同规划品管圈活动推广普及事宜,避免活动陷于低潮。

常见的品管圈推动组织包括卫生行政部门或行业协会等委派建立的推动小组,如浙江省品管圈推动小组是由浙江省卫计委医政医管处委托浙江省医院药事管理质控中心建立的,其在浙江省品管圈推动中发挥了巨大的作用。另外,一些医疗机构质量管理组织架构中纳入了品管圈的相关组织,如品管圈领导小组和品管圈工作小组。其中,工作小组一般由领导小组讨论认定。为了使品管圈活动在全院内获得推广,有效转动PDCA循环以达到医疗质量的持续改善,必要时按照组织规程设立医疗质量指针小组、质量改善活动小组、品管教育培训小组及医院评价小组,以使活动有计划、有步骤地推进(见图2-1-1)。

1. 医疗质量指针小组	2. 质量改善活动小组
(1)全院质量指针的收集及监测。 (2)执行全面质量指针计划。 (3)质量指针分析及检讨。 (4)患者满意度调查。 (5)指针管理信息化。	(1)举办全院性医疗质量改善发表会。 (2)推动具有PDCA概念的改善活动。 (3)推动提案制度。 (4)跨单位品管改善问题的协调。 (5)协助各单位解决品管改善活动的技术性支持问题。
3. 品管教育培训小组	4. 医院评价小组
(1)不定期举办医疗质量、患者安全及质量指针等教育培训。 (2)指导实习生参与业务活动及完成项目计划。 (3)鼓励员工积极参与院内或院外医疗质量与患者安全相关教育培训课程。 (4)培养员工至院外进行医疗质量与患者安全相关教学、经验分享或演讲。 (5)提供医疗质量与患者安全相关数据,供单位参考。	(1)持续整合和构建医院评价信息平台。 (2)追踪各单位评价准备工作执行状况。 (3)拟定符合评价标准的计划。 (4)提供各单位医院评价相关信息。 (5)配合医院各单位认证或评价相关准备工作。

图2-1-1　医院品管圈活动相关小组设立及工作范畴

二、品管圈推动的成功经验

近年来,品管圈活动在我国医疗行业中获得了有序的展开和推进,促进了我国整体医疗质量的提升。其中,有许多实践经验值得借鉴和学习。

(一)创新推动模式

1. 建立品管圈的推动组织

为了保障品管圈活动的有效推动,许多医疗机构、行业协会及卫生行政部门成立了不同形式和层次的品管圈推动工作小组,有效组织,合理布局,有计划、有步骤地推动各级医疗机构品管圈活动的开展。

2. 推行同质化的活动过程

在品管圈活动的推动过程中,许多品管圈推动组织会系统地组织品管圈师资培训、品管圈圈长论坛、项目启动会、中期交流会及成果发布会等,为品管圈活动搭建规范的经验交流和成果展示的平台。另外,为了进一步推动品管圈活动同质化的开展,诸如《医院品管圈实战与技巧》《医院品管圈辅导手册》《医院品管圈圈长手册》等理论指导书也相继出版,这些书具有重要的指导意义。

3. 构建竞争性的合作平台

2012年起,我国大陆部分省市与台湾地区财团法人医院评鉴暨医疗品质策进会(简称医策会)开始举办海峡两岸医疗品质促进交流暨竞赛活动。以竞赛为契机,以交流为平台,海峡两岸品质改善经验得以相互借鉴和共同分享,这也是国内品管圈项目推进过程中极具创新的一种模式,有效提升了全国医院品管圈活动的水平。

(二)拓展活动范畴

1. 培养本土化的专家队伍

我国医疗机构品管圈项目的顶层设计重视品管圈活动的可持续开展,强调本土化品管圈人才的培养。目前,经过数年积淀,医疗机构已培养出大批品管圈专家讲师,为品管圈实现长期发展奠定了人才基础。

2. 营造立体式的品管氛围

通过医院品管圈项目一期期地开展,浓郁的立体式的品管氛围已逐步形成,参与单位已从各级医疗机构辐射到社区卫生服务站、医药公司及药厂等,改善主题逐渐涵盖到医疗、护理、药学、放射及检验等医疗领域,在环境、服务、运营及管理等方面做了积极改善与创新。

3. 推动全国性品管圈进程

2012年,全国医院品管圈"千家万圈"培训项目开展;次年,首届全国医院品管圈大赛成功举办。这些活动都有效地推进了品管圈进程。目前,品管圈活动在全国大部分省市得到有效开展,在医疗机构中掀起了质量改善的热潮。

(三)发展内涵品质

品管圈活动旨在全面构建以内涵发展、特色发展和创新发展为主要内容的质量建设体系,努力做优做强,谋求跨越发展。

1. 推动品管圈的纵深发展

目前,品管圈活动已从问题解决型向课题达成型转变,从单个部门的问题解决逐步发展到跨部门多学科的深度合作。而今更是走出医疗机构,积极地与工业、质量协会合作交流。医疗机构对品管圈纵深方向的有序推进,对内涵品质的不断挖掘,是品管圈活动蓬勃开展的强有力保障。

2. 深化医疗机构评审标准

目前,部分省市以实施独立第三方医疗评价为契机,将品管圈PDCA循环作为一种质量管理工具写入医院评价和质量管理规范中,使之成为医院管理的硬性考核指标。另外,卫计委医政医管局充分肯定了品管圈活动在医疗机构创新质量管理体系建设中的成效,也推动了医院品管圈活动在全国的开展。

三、品管圈推动新阶段

当前,品管圈推动进入了新阶段,主要有团队推动、竞赛推动和平台推动等三种模式。

1. 团队推动

目前,得益于一批本土的医疗机构品管圈专家讲师的成长,多支品管圈培训师资团队已组建并在全国范围内进行培训辅导。

2. 竞赛推动

目前,全国医院品管圈大赛已成功举办三届,极大地促进了品管圈全国推动进程。另外,各省市以及医疗机构内部也举办了不同层次的PDCA或质量持续改进竞赛,以竞赛为契机,有序地推动品管圈活动的开展。

3. 平台推动

本着"分享经验,传递理念,持续改进"的宗旨,中国医院品管圈联盟成立,并努力协同构建由我国卫生行政管理部门、医院管理者和广大医务人员共同参与的品管圈学习平台、交流平台及推广平台。部分省市品管圈推广团队也积极搭建品管圈交流平台,如"互联网＋品管之窗"交流平台,其目的是推动医院品质管理从优秀走向卓越。

医院品管圈推广平台的工作内容包括:开展品管圈适宜性应用的探讨、研究、培训及推广活动;编辑出版与品管圈相关的书籍及信息交流资料;采取多种方式,让广大医务工作者更多地了解并参与品管圈活动;评选、表彰和奖励优秀的品管圈活动者、管理者及医疗卫生机构;促进开展品管圈活动的医疗机构之间的联系与协作;加强和开展与我国港澳台地区及全球其他国家和地区相关医疗机构品管圈的友好合作与交流;承办卫生行政部门委托的其他有关品管圈活动的各项工作任务等。

第二节 品管圈教育培训

品管圈活动在实施过程中,有时会出现圈员被动学习、不了解管理技术的精髓及意义、一味模仿及生搬硬套等情况,使圈员对质量改进失去兴趣,从而给医院品质管理造成很大的阻力。因此,对于持续有效地开展品管圈项目,提升医院品质来说,一个完善的医院品管圈项目教育培训体系的搭建就显得尤为重要。完善的医院品管圈培训体系应该既具备专业而完善的培训功能,又能够为管理层提供达成医院战略目标的支持,为员工提供个人能力发展的机会,对外输出有益于医院发展的理念、文化、知识和技能。

一、建立品管圈培训系统的三个要素

1. 培养内训师

建立品管圈内训师成长机制和构建内训师成长平台是品管圈项目持久推动的战略需求。因此,完善的培训体系必须确定师资的核心标准,包括师资的准入与晋级,明确师资效果评定形式,做好师资的继续教育。医院品管圈项目的内训师可以分为四个层级,即讲师、培训师、教练和导师(见图2-2-1)。

在品管圈培训战略规划时,应对培训对象进行分层,首先对辅导员和圈长进行培训,拓展沟通学、管理学、心理学及时事政策等方面的知识,便于他们在品管圈项

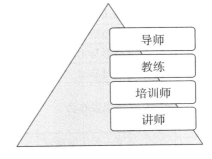

图2-2-1 医院品管圈项目内训师分级

目推动中更好地承担起内训师的职责。

2. 完善内部培训制度与流程

培训制度是品管圈培训系统高效运作的保证,也是最基本的培训管理工具。因此,建立各级学员培训大纲和培训辅导计划表,明确学习的知识范围显得尤为重要,见表2-2-1。

表2-2-1　医院品管圈项目辅导阶段实施计划表

项目阶段	活动内容	培训内容及形式	指导方式	授课时间	持续和间隔时间	参与人员	指导人
启动	动员与理论准备	启动会	项目动员	1天		院级领导,辅导员,参与人员	QCC项目负责人
		基础理论培训	课堂培训			辅导员,参与人员	QCC讲师
		QCC理论知识调研	调研问卷				QCC训练项目组
实施一	确定改善主题	品管圈的成立	课堂培训	1天	4～6周	辅导员,参与人员	QCC讲师
		改善主题确定	案例分享与解析				
		拟订活动计划书	现场辅导				
实施二	制订改善计划	问题解析	课堂培训	2天	6～9周	辅导员,参与人员	QCC讲师
		解析工具应用	工具操作练习				
		设定目标和对策拟定	现场辅导				
实施三	实施与确认	中期汇报会	圈长汇报	1天	6～8周	主管领导,辅导员,圈长或圈骨干	QCC讲师或演讲训练讲师
		演讲技巧培训	课堂培训	1天		辅导员,圈长或圈骨干	
		对策实施与效果确认	现场辅导			辅导员,参与人员	
实施四	总结与处置	实施结果处置	课堂授课	1天	8～12周	辅导员,参与人员	QCC讲师或演讲训练讲师
		有形与无形成果	现场辅导				
		项目总结	演讲辅导				
总结	项目成果发布	成果发布会	竞赛汇报点评	1天	6～8周	主管领导,辅导员,参与人员	QCC讲师或项目负责人
		下一步主题确定				辅导员,参与人员	QCC讲师
总计				7天	26～38周		

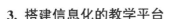

3. 搭建信息化的教学平台

信息化已经成为培训发展的一种趋势和必然。教材标准化,课程规范化,并借用现代化的网络学习平台,可以为学员营造随时能自主学习的良好氛围,达到专业教育培训的学习效果,起到项目推动作用,可以使从"培训流水线"上走出来的受训者对品管圈项目有一种相同的认知感和价值感。

二、品管圈培训推动步骤

1. 培训总体步骤

培训总体步骤包括以下6个总的推动步骤。

（1）项目推动。

（2）师资认证。

（3）课程设计(教材、视频教学、模拟演练及问卷考核等)。

（4）组织与服务。

（5）效果考核(QCC成果竞赛及优秀培训师评比)。

（6）资格认证等。

2. 分步骤培训细则

分步骤培训细则主要包括以下6个环节(详见表2-2-2)。

（1）动员与理论准备环节,其中有启动会、基础理论培训等。

（2）确定改善主题环节,包括组建品管圈、主题选定及活动计划书拟订等。

（3）制订改善计划环节,包括问题解析、目标设定等。

（4）实施与确认环节,包括中期汇报会、对策实施与检讨。

（5）总结与处置环节,包括实施结果评估、成果确认及项目总结等。

（6）项目成果发布环节,包括成果发布会、下一步主题确定等。

表2-2-2　品管圈分步培训细则表

项目阶段	活动内容	培训内容及形式	课程内容框架
启动	动员与理论准备	启动会	QCC开展与医院管理
		基础理论培训	QCC与领导力
		QCC理论知识调研	QCC基础理论介绍

项目阶段	活动内容	培训内容及形式	课程内容框架
实施一	确定改善主题	成立品管圈	品管圈实战训练一:确定改善主题
		确定改善主题	品管圈的成立
		拟订活动计划书	工作问题的寻找及主题确定原则
实施二	制订改善计划	问题解析	品管圈实战训练二:分析问题及计划
		解析工具应用	现状把握、目标设定、解析、计划制订
		目标设定和对策拟定	详解各项工具的应用
实施三	实施与确认	中期汇报会	中期汇报会要求及准备事项
		演讲技巧培训	演讲技巧培训
		对策实施与效果确认	品管圈实战训练三:对策实施与检讨
实施四	总结与处置	实施结果处置	品管圈实战训练四:评估实施结果
		有形与无形成果	实施结果统计工具使用
		项目总结	如何制作幻灯片及演讲辅导
总结	项目成果发布	成果发布会	评审框架及评审细则
		点评	品管圈竞赛及点评
		品管圈与科研	品管圈成果的转化:论文、课题与科研
		下一步主题确定	QCC与品牌管理

第三节　品管圈过程评价

品管圈活动不只关注结果,更重视过程评价。过程评价不是单纯地评价品管圈开展步骤是否完整,而是关注品管圈实施过程中品管能力发展的过程性结果,如主题选定的迫切性、目标设定的前瞻性、问题分析的透彻性及对策实施的落实性等。及时地对品管圈的实施效果做出判断,肯定成绩,找出问题,这是过程评价的一个重要内容。

过程评价属于品管圈各步骤内的差异评价,即把每个实施步骤的过去与现在进行比较,或者对每个步骤的落实程度进行评价,从而得到结论的评价。

一、品管圈过程评价的特征

(一) 关注品管圈各步骤的实施方式

品管圈在开展过程中,会采取不同的品管手法,从而产生多样的表现形式及不同的成果展现。而现有一些品管圈评价方法与评价标准更多地侧重于品管圈表层式的数据呈现(如有形成果和无形成果等),对于那些贯穿PDCA理念的实施步骤(如对策实施和标准化等)常常不予以关注,甚至无法考量,造成评价的缺失。过程评价关注品管圈推动过程中的实施方式,有助于实现品管圈过程化管理。另外,第三方的过程评价,如书面材料及原始资料的审查、专家小组的现场考察,可以使品管圈逐步把握正确的实施方向,从而真正提高品管圈的质量持续改进的效果。

(二) 重视非预期结果

在品管圈活动中,各类品管手法的使用导致不同的关注点及解决方案,从而产生相应的有形及无形成果。传统的目标导向评价方法将评价的目标框定在十大步骤的标准操作及新旧七大品管手法的范围内,这种做法使得很多有价值的品质管理工具被忽视,评价导向的积极作用被削弱。过程评价则将评价的视野投向品质管理的整个领域,认为凡是有价值的品质管理工具都将有助于推动品管圈质量的持续改善,都应当得到肯定的评价,而不管这些品质管理工具是否在预定的目标范围内。其结果是迅速提升发现问题的能力,极大地丰富解决问题的手段。这正是新时期品管圈所期待的最终目标。在品管圈的实施步骤中引入FMEA、5S、RCA及循证医学的方法,将引发新的思考,这些新思考往往成为质量创新的重要来源。

二、品管圈各步骤过程评价要点

(一) 成立品管圈

1. 品管理念的导入。
2. 头脑风暴的运用。
3. 圈名、圈徽等圈文化要素的体现。

（二）主题选定

1. 主题明确并可测量。

2. 利用循证、标杆学习等方法,佐证主题的重要性。

3. 选题理由充分,体现科学性。

4. 对无形成果进行活动前评估。

（三）活动计划拟订

1. 计划完整,责任到人。

2. 时间分配合理。

3. 对计划拟订时间进行现场评估。

（四）现况把握

1. 确保流程图与主题的契合性。

2. 查检表收集数据的可行性及真实性。

3. 柏拉图绘制的正确性。

（五）目标设定

1. 目标设定的科学性。

2. 目标达成的可及性。

（六）解　析

1. 特性要因图绘制的正确性(明确鱼头含义,核查大、中、小鱼骨的合理性)。

2. 选取要因的方法。

3. 真因验证的方法。

（七）对策拟定

1. 针对要因/真因拟定对策。

2. 评价对策的经济性、可行性及效益性。

3. 确保对策内容是相对长期有效的,而非临时或应急的。

4. 根据各个对策间的相互关系,核查实施顺序及时间是否真实。

（八）对策实施与检讨

1. 针对每个对策的PDCA方案,进行对策的现场核查。

2. 核查对策落实情况是否真实。

3. 对每个对策进行改善前后针对性效果确认。

（九）效果确认

1. 评价目标达标率与进步率,如过高或过低,应分析原因。

2. 无形成果的改善前后评价。

3. 关注活动中产生的附加效益。

（十）标准化

1. 制定标准化作业书。

2. 将标准化纳入日常管理制度。

3. 标准化推广应用。

（十一）检讨与改进

1. 针对十大步骤进行优缺点分析。

2. 对本主题遗留问题进行持续改善。

3. 确定下一期改善主题。

第四节 品管圈激励管理

所谓激励，就是组织通过设计适当的外部奖酬形式和工作环境，以一定的行为规范和惩罚性措施，借助信息沟通，来激发、引导、保持和规范组织成员的行为，从而有效地实现组织及其成员个人目标的系统活动。品管圈管理中强调个人与团队互惠发展的管理原则。因此，有效的激励管理可以激发圈员的潜能和主观能动性；反之，如果项目开展过程中缺少激励措施，圈员的积极性会在无形中受到影响，使得圈活动停滞不前。

一、品管圈活动中的激励措施

有效的激励形式包括理想和目标激励、荣誉激励、物质激励、关怀和支持激励、培训激励及组织激励等。参考这些形式，品管圈活动实际开展过程中常见的具体激励方式有以下几种。

1. 参加各种培训。

2. 外出参加学术交流或讲课。

3. 能手评比、内部各种荣誉自评。

4. 推荐参加各种竞赛，展现个人风采（演讲比赛、PPT制作大赛、各种形式的品管圈大赛、参加全国以及海外交流比赛等）。

5. 职业发展，后备人才培养。

6. 上级的认可或同行的肯定。

二、品管圈活动中激励的缺失

1. 主管领导不重视或思维僵化,缺乏必要的物质和精神支持。以传统的管理方式下达行政命令,使员工依旧停留在"要我做"而不是"我要做"的阶段。另外,部分领导片面理解和扩大品管圈自动自发、自下而上的能量和作用,而忽视了对品管圈活动必要的激励和支持。

2. 圈内未找到有效的激励手段。在物质激励不能达成的情况下,没有灵活地运用其他形式的激励手段,导致圈员士气的挫伤。因此,品管圈推动者一定要结合本医院的条件灵活运用激励手段,创造个性化的激励手段。

3. 品管圈激励欠公开、公平、公正,导致激励无效,甚至起到反作用。

4. 激励作用未及时,没有做到合适的地点、合适的时间及合适的人,导致效果欠佳。

第三章
品管圈的运行

经过多年的发展,医院品管圈活动已演变成一种按照QC-STORY历程来呈现解决问题的过程。QC-STORY体现的内容包括以下四个方面。

1. 遵循PDCA规律的活动程序。

2. 以问题为导向的工作程序。

3. 基于方法学的总结程序。

4 互联互通的成果推广程序。

QC-STORY历程也可被视为品管圈运行的步骤,应重点关注品管圈组圈进阶策略、活动程序和方法以及品管工具的使用技巧等。因此,必须先让全体人员真正了解品管圈活动的运行要素,从而提高活动的实战能力与技巧。

第一节　品管圈组圈进阶策略

品管圈是群众性质量管理活动的一种有效组织形式,是医院民主管理与现代科学管理相结合的产物。由于每家医院的规模大小各异,组织架构和组织文化也各有不同,因此可由规划单位合理分派布局组建品管圈,也可由员工自行组圈。

一、品管圈组建

(一) 组建的基本原则

1. 完善的医院品管圈组织既包括主管部门或院领导、专职的推动组织,也包括辅导员、圈长及圈员等角色。

2. 圈活动的价值在于不断追求"改善与创新"。

3. 组成品管圈的圈员以基层人员为主。

4. 品管圈由同一工作现场或工作性质相似的人所组成,属于团队的活动。

5. 圈员需要具备基本的改善能力。

6. 系统化的教育培训是成功的前提。

7. 良好的团队建设是成功的必要条件。

8. 有效的激励是成功的保障。

(二) 组建的历程

品管圈组建人数一般建议在5～13人,以单数为佳,可由不同性格、不同年龄及不同教育背景的人组成。就医院品管圈的运作而言,圈活动的直接成员由辅导员、圈长和圈员组成,还包括项目主管等推动组织成员。

1. 品管圈初期

品管圈初期建议由同一工作现场或工作性质相关联的人员组成,解决工作现场或部门内部的问题。有效的组圈活动首先是选择合适的人,一般以5～13人为宜。如果圈员过多,则每个人的角色认知模糊化,且圈会意见难以统一,效率较低;若圈员过少,则每个人的负担过大,更无法有效地开展头脑风暴,导致创意缺失。品管圈初期一般由单一部门人员组成。辅导员一般由科主任、护士长或技术骨干兼任;圈长可由部门的核心人员、班组长或技术骨干担任,也可由规划单位指派,或由小组投票选举;圈员自愿参与,自我管理,充分发挥主观能动性,圈长合理配置资源,合理分派任务。

2. 品管圈成熟期

医疗机构在解决内部深层次问题时,会涉及多个部门,因此根据问题的性质,可跨部门、跨专业、多学科组圈,协同进行质量改进。品管圈进入成熟期,圈员掌握一定的品管手法,积累经验后,可以尝试在医疗、护理、医技、行政及后勤等多部门进行组圈,寻找改善的主题,如改善流程、降低成本、创新技术及提高效率等。辅导员可由管理者或有QCC实战经验的圈长进阶担任。

(三) 品管圈成员的职责

每个参与品管圈的成员都有对应的工作职责,其内容如下。

1. 项目主管

(1) 推动品管圈活动有效开展。

(2) 确立明确的活动目标与宗旨。

（3）定期核查各品管圈的活动进度。

（4）主动协助解决各圈的困难。

（5）主动争取资源。

（6）了解各种质量改善手法。

（7）组织学习并充实新知识、新技术。

（8）设法让高层的推行热情持续保持。

2. 辅导员的职责

（1）了解圈成员对活动的想法与做法。

（2）通过教育训练，提高圈活动能力。

（3）帮助营造自主活动的氛围。

（4）协调日常工作与圈活动之间的关系。

（5）熟悉活动的各项规定、行政手续。

（6）帮助选定品管圈活动主题。

（7）协助解决品管小组的困惑。

（8）教导品管手法的正确使用及运用技巧。

（9）公正评价活动过程并促使标准化。

（10）保持辅导活动推动的持续性。

3. 圈长的职责

（1）带领及激励圈员参与活动。

（2）统一全体圈员的意志、理念。

（3）拟订与执行圈活动计划。

（4）主动接受品管圈教育课程，提升自我能力。

（5）培养后继品管圈活动圈长人选。

（6）向上级报告活动进度及概况，并配合辅导员参与指导活动。

（7）发挥领导力及影响力，并具有荣誉心及责任心，引导品管圈活动。

（8）把握事实并充分运用品管手法，切忌靠经验和直觉开展品管圈活动。

（9）重视并挖掘每位圈员的潜力。

4. 圈员的职责

（1）主动参与品管圈活动。

（2）积极发言，提出自己的意见及看法，发挥创意。

（3）服从团体意见，达成共识。

（4）接受教育培训，积极提升改善能力。

（5）遵守品管圈活动的既定标准。

（6）建立良好的人际关系。

（7）以身为本圈的成员为荣。

（8）培养高度的使命感。

二、品管圈文化

圈文化的营造是创建良好团队文化的基石。圈活动的启动,需要设计一个适合自己团队文化的圈名、圈徽。圈名、圈徽的设计也是圈员之间增进彼此感情,增加团队荣誉感,最终达成共同目标的一种有效方法。一个好的圈名、圈徽可以形象、生动地体现本圈的精神风貌,并给人耳目一新的感觉。2008年,浙江省医院药事管理质控中心推行QCC试点的圈名、圈徽见图3-1-1。

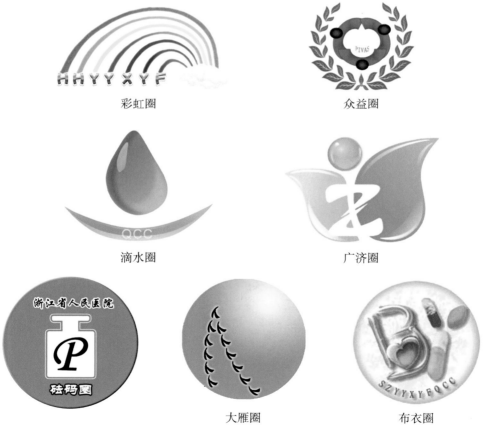

图3-1-1　2008年浙江省医院药事管理质控中心推行QCC试点的圈名、圈徽

（一）设定圈名、圈徽的作用与意义

1. 自我认同,圈名、圈徽的设定也标志着品管圈活动的正式启动。

2. 通过设定圈名、圈徽来学习利用"团队"解决问题。

（1）可以练习发表自己的意见(陈述自己的设计)。

（2）活用头脑风暴(集体式、个人式)。

（3）善用开会的技巧。

（4）团体决策(决定圈名与圈徽)。

3. 对外宣示作用。

4. 圈名与圈徽不见得只用于QCC,它体现的是组织文化,也可在单位内完成其他项目或任务时,以此圈为基础,一起解决问题。

（二）设定圈名、圈徽的方式

1. 先定圈名,再定圈徽

（1）开一次圈会,现场进行头脑风暴,然后投票决定圈名,再根据圈名及其代表的寓意设计圈徽。

（2）投票决定圈徽。

2. 圈名、圈徽的确定同步进行

（1）请圈员预先制定好圈名、圈徽及其代表的寓意,交给圈会主席整理汇总。

（2）开一次圈会,每位圈员进行现场汇报解读。

（3）圈员投票决定。

3. 先定圈徽,再定圈名

（1）请圈员预先设计圈徽,说明其代表的寓意。

（2）推出最佳圈徽设计。

（3）根据圈徽及其寓意、组圈目的拟定圈名。

（三）圈名及圈徽的意义和说明

1. 圈名的意义

（1）圈名的寓意与本单位、部门之间的关系。

（2）圈名的寓意所表达的对于此活动的期盼。

（3）字、词的含义,包括可分开、组合的词句。

2. 圈徽的意义

（1）圈徽与圈名间的关系。

（2）圈徽图形形态的意义,包括局部的、整体的形态。

（3）圈徽图形颜色所表达的含义。

如QCC项目的LOGO(见图3-1-2)寓意如下。

（1）QCC：是 Quality Control Circle 每个单词的第一个字母。

（2）蓝色：代表专业和品质。

（3）绿色：代表希望,蓬勃向上。

（4）地球：代表先进的全球同步的理念。

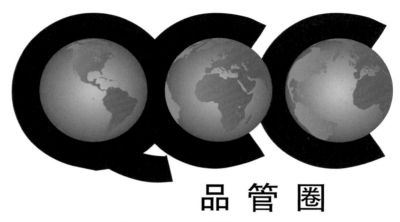

图3-1-2　QCC项目的LOGO

三、品管圈活动

（一）品管圈活动特点

理解圈活动的特点是圈活动成功的保障。

1. 明显的自主性

品管圈的组成和圈活动都应遵循圈员自愿参加、自主管理、自我教育、互相启发、共同提高的原则,它体现了以人为本的理念,使管理活动经历由浅入深、由点带面、由量变到质变的过程。

2. 高度的民主性

圈长可通过民主选举产生;圈会活动设置轮流担任的会议主席;成员间平等,各抒己见,相互启发,集思广益。

3. 广泛的群众性

医、药、护等专业人员、管理人员及现场技术人员均可参与,通过圈会活动、教育培训及成果发表等活动的运作,可使全体员工紧密结合、团结协作,形成追求品质的文化意识。

4. 严密的科学性

(1)遵循科学工作程序:品管圈强调程序的逻辑性。优秀的管理工具都是由 PDCA(Plan, Do, Check, Act)——即计划、实施、确认与处置四个环节组成的,但每一个工具都有它自身的工作程序和方法。QCC 作为一种优秀的管理工具,其最经典的十大操作步骤形成了自身的 QC-STORY,每一个步骤之间都有非常强的逻辑性。

(2)运用数据推理:品管圈的科学性还体现在数据推理以及实据查证过程,以判断质量改善的幅度和有效性。如圈能力的设定及现状把握是否是通过数据推理来判断合理性的;设定的目标值是否是以循证数据为依据而达到行业标杆水平的;对策的制定是否是经过对现场数据的查检分析而确定有效性或科学性的。

(二)头脑风暴

头脑风暴(Brainstorm),又称脑力激荡,是指一群人(或小组)围绕一个特定的主题或领域,进行创新或改善,产生新点子,提出新办法。它是由美国管理学专家奥斯本博士(Martin J. Osborne)提出的一种会议方法,见图 3-1-3。这种会议针对某一主题,尽量让与会者在不加批评的气氛下,提出构想,同时利用灵感的互相诱导,由别人的构想联想到其他的构想,从而激发集体智慧的产生和创新设想的提出。

头脑风暴的程序和要素。

1. 一般选择不同类型、不同年纪、不同背景的 5～12 人组成团队,达到团队最好的创造性协同水平。

2. 暂缓批判,轻松愉快。在头脑风暴中,每一个人都被鼓励就某一具体问题及其解决办法提出自己的观点,畅所欲言,各抒己见。暂缓批判不是不批判,而是暂缓;那是下一阶段的事。

3. 需理解和掌握的要素如下。

(1)禁止批评:不任意地批评创意的好坏。

(2)自由奔放:创意即使偏离目标,对大家也有启迪和帮助。

(3)追求提案量:由量变到质变,可要求每一个人至少要提一个创意。

(4)充分活用别人的创意:一个构想可以激发其他的灵感,活用别人的意见,可创造更多、更有价值的新点子和新方法。

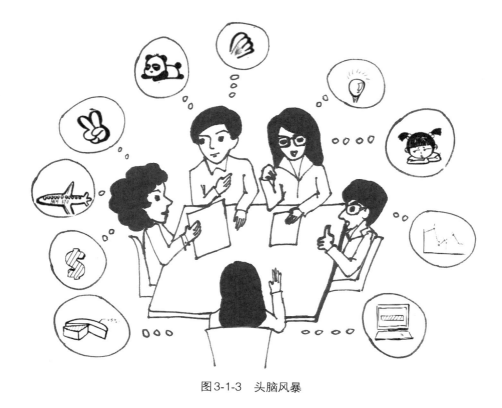

图 3-1-3　头脑风暴

第二节　品管圈活动程序和方法

自医疗机构开展品管圈活动以来,因为大部分的活动主题属于工作现场中产生的不良问题,因此这些主题的质量改善模式为问题解决型。而那些为了创新业务及在既有业务基础上打破现状所选的主题,其质量改善模式为课题达成型。本章节着重阐述品管圈活动主题类型的评价及问题解决型、课题达成型各步骤中的实施要点,并进一步剖析活动过程中工具的运用技巧,有利于团队在品管圈活动中拓宽思路、激发创新。

一、品管圈主题类型及评价

在主题选定前,必须先发掘现场问题,再进行剖析,这是实施品管圈活动的首要环节。

（一）主题的选定

1. 选定主题的步骤

我们首先列出工作场所的问题点，并对问题进行讨论和加以理解，通过评价确定主题。主题选定的步骤及可协助的技巧方法见表3-2-1。

表3-2-1 主题选定的步骤及技巧方法

序 号	选题步骤	技巧方法
1	列出工作场所的问题点	头脑风暴＋亲和图
2	对问题加以讨论并理解	记名式团体技巧法、查检表
3	问题评价	评价表、记名式团体技巧法、优先次序矩阵
4	选定主题	评价表、记名式团体技巧法、优先次序矩阵
5	主题的定义及衡量指标	文献资料及指南
6	选定的理由	文献资料

2. 发现问题的方法

通常来说，问题意识是在工作与实践中不断探索形成的，当圈员们不易找到现场问题点时，辅导员应起到引导作用，除运用头脑风暴集思广益外，还可采用十点分析法、问题导向法等，见表3-2-2和表3-2-3。

表3-2-2 十点分析法

序 号	问 题	序 号	问 题
1	有困难的事	6	被抱怨和挨骂的事
2	有困扰的事	7	被其他单位批评的事
3	不顺利的事	8	比其他单位差的事
4	不理解的事	9	有差异的事
5	领导提醒的事	10	危险的事

表3-2-3　问题导向法

问题导向	指　标
受内部员工抱怨最多的部分	①工作效率方面 ②工作达标率方面 ③工作质量方面 ④横向沟通与配合度方面
受外部顾客抱怨最多的部分	①工作效率方面 ②环境和设施方面 ③服务或医疗质量方面
经常困扰的问题	①工作上要花很多时间完成的事 ②发生的事故或最易错的事 ③常规用消耗品的浪费或缺货 ④缺席或迟到者很多 ⑤对哪些事感到工作能力不足
内部顾客的期盼	①内部顾客的要求是什么? ②内部顾客认为的质量是什么? ③哪一项工作是他们最满意的,其他工作能否仿效实施?
外部顾客的期盼	①外部顾客是谁? 他们的喜好是什么? ②外部顾客认为的质量是什么? ③角色互换,如果你是顾客,你需要别人如何来服务?
上级的要求是什么	①医院目标管理的方向 ②最近与本部门有关的政策 ③内部管理方面
我们要的工作环境	①合适、满意的排班方式 ②清洁、舒适、愉悦的工作环境 ③同事间良好的互动关系 ④从事具有满足感的工作 ⑤有效的时间管理

（二）主题类型的评价

主题类型主要包括问题解决型和课题达成型。在一般情况下,所进行的主题改善大多数属于问题解决型,是对已有的业务做持续性改善而进行的步骤;而对以前没有经验的新业务、新服务,现状的突破以及魅力品质的创造等各类主题,则可采用课题达成型来改善。

1. 主题的类型

例如我们开展的业务,实际业务费用比标准费用高,造成了一定的浪费,对既往存在的问题进行改善所进行的活动,就属于问题解决型品管圈;而为了进一步提高效益,削减费用,使业务费用低于标准成本,业务突破现状所进行的品管圈活动,就属于课题达成型品管圈,见图3-2-1。

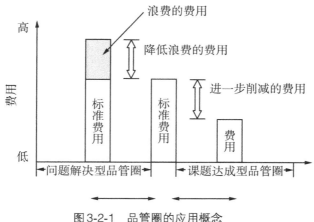

图3-2-1 品管圈的应用概念

2. 主题类型的判定

如何区分主题是属于问题解决型还是课题达成型?主题类型的判定可根据表3-2-4进行,根据合计分数的高低,明确主题类型。

表3-2-4 品管圈主题类型的判定表

问题解决型	关联度	课题达成型
原来已在实施的工作问题		以前未有经验,首次的工作
维持或提升现状水平		大幅度打破现状
确保标准品质水平		挑战魅力品质
防止已出现的问题再发生		提前应对可预见的问题
通过真因探究而消除问题		通过方案探究而达成课题
判断结果	合计分数	判断结果

注:采用评分法,根据相关性,分为0~2分。相关性大,2分;相关性中,1分;相关性小,0分。

3. 主题改善的对应关系

不同的主题类型需要采取不同的改善步骤,两者之间对应的关系见图3-2-2。

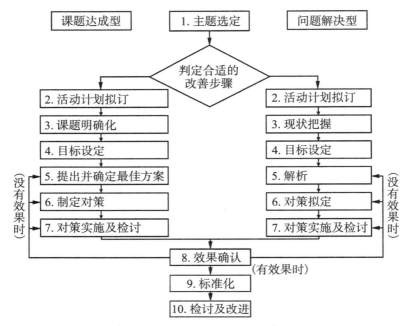

图3-2-2　品管圈主题改善的对应关系

（三）主题的表述

选择的主题应具有明确的及可衡量的指标。

1. 问题解决型主题

规范的主题书写格式应包含三项元素：

①动词（正向或负向）＋②名词（改善的主体）＋③衡量指标

例如：①降低（负向）＋②门诊患者＋③等候领药时间

①提高（正向）＋②住院患者＋③满意度

2. 课题达成型主题

课题名称清晰明确，能明确创新内容。

例如：全信息化门诊药房智能配发系统的开发，智能计数器的研制。

（四）衡量指标的定义及计算公式

主题选定后，应对"衡量指标"做具体的定义与说明。

例如：主题为"降低门诊处方调剂差错率"。

（1）调剂差错的定义：不论是药师在核对过程中发现的差错（内差）或是药已发出后由患者或其家属发现的差错（外差），都属于"调剂差错"。

（2）调剂差错率的计算公式：

调剂差错率＝(当日调剂差错的件数÷当日总处方数)×100%

（五）选题的理由

选题理由直接、充分,在选题理由中说明问题或创新背景。

主题选定的理由可以从以下几个角度进行说明:①对医疗机构而言;②对科室而言;③对顾客而言;④对个人而言。

二、问题解决型主题

问题解决型主题的推行模式由以下十大步骤组成,包括主题选定、活动计划拟订、现状把握、目标设定、解析、对策拟定、对策实施与检讨、效果确认、标准化、检讨与改进,见图3-2-3。

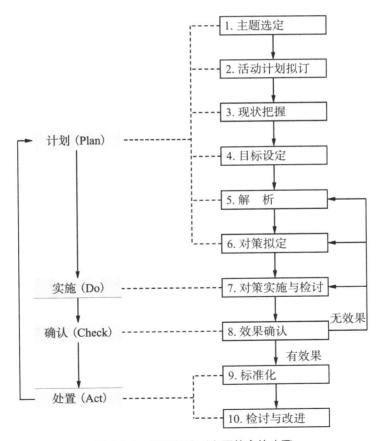

图3-2-3 问题解决型主题的实施步骤

（一）主题选定

1. 亲和图归纳主题

亲和图,也被称为KJ法,就是把收集到的各种数据、资料,按其之间的相互亲和性(相近性)归纳整理,使问题明朗化,达成共识,有利于问题解决的一种方法,便于后续的评价和选择,见图3-2-4。

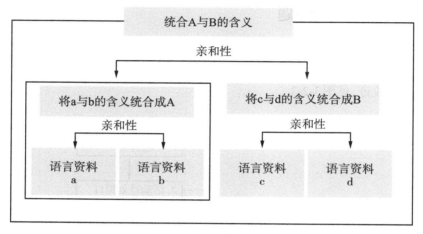

图3-2-4　亲和图

2. 主题选定的方法

圈员们列出一系列的问题点,根据亲和图归纳成大约5～10个主题后,可采用合适的方法选定一个最适当的主题作为本期品管圈的活动主题。主题选定的常用方法如下。

（1）记名式团体技巧法:主要有投票法、多重投票法。投票法(见图3-2-5)即以少数服从多数的原则决定活动主题,此法比较直接但主观性过大。因此,我们可以采用二重或多重投票法等来达成共识,以弥补投票法主观上的缺陷。

（2）优先次序矩阵法:主要有评价法。评价法是将问题归纳整理后列出所有的主题,圈员按照评价项目进行打分,将每个备选主题的分数求和或取其平均值,分数最高者则为本期品管圈活动的主题,见表3-2-5。

评价法选择主题的注意事项如下。①打分:在评价主题时,应采取纵向打分的方式,使每一个主题在每个

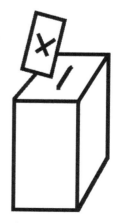

图3-2-5　投票法

评价项目中具有可比性。②调整:评价项目可按照实际状况进行调整。③评价项目分值的设置:通常,优为5分,一般为3分,差为1分;为了在各主题之间拉开差距,也可用1、5、9分值进行评价(优为9分,一般为5分,差为1分)。④圈能力:要考虑全体圈员改善问题的综合能力,并在目标设定中以百分比来表示计算目标值。

表3-2-5　主题评价表

主　题 ＼ 评价题目	上级政策	可行性	迫切性	圈能力	总　分	顺　序	选　定
主题一							
主题二							
主题三							
……							

评价说明	分数/评价项目	上级政策	可行性	迫切性	圈能力
	1	没听说过	不可行	半年后再说	需多个部门配合
	3	偶尔告知	可行	明天再说	需一个部门配合
	5	常常提醒	高度可行	分秒必争	能自行解决

(二) 活动计划拟订

甘特图(Gantt Chart),又称甘梯图、横道图或条状图(Bar Chart),是最常用于品管圈活动计划拟订的品管工具。它以图示的方式,通过活动列表和时间刻度,形象地表示出任何特定项目的活动顺序与持续时间。

在一个完整的PDCA循环中,拟订各步骤与所需时间的占比,见图3-2-6:Plan(步骤一至六:由主题选定至对策拟定)占活动总时间的30%;Do(步骤七:对策实施与检讨)占活动总时间的40%;Check(步骤八:效果确认)占活动总时间的20%;Act(步骤九至十:标准化及检讨与改进)占活动总时间的10%。

在实际甘特图示例(见图3-2-7)中,用虚线表示计划线;用实线表示实施线,用以监控整个项目进度,以便如期完成改善活动。如实施过程与既定计划出现偏离,则应及时督促该步骤负责人记录原因,以便检讨与改进。

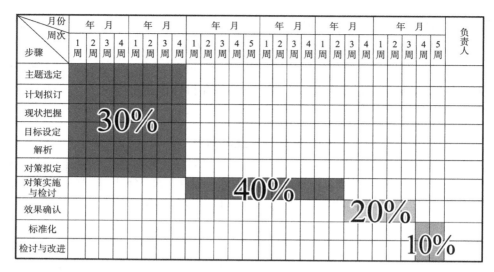

图3-2-6 品管圈活动各步骤时间分配

月份周次 步骤	2008.7				2008.8					2008.9				2008.10				2008.11				2008.12				2009.1				负责人
	1周	2周	3周	4周	1周	2周	3周	4周	5周	1周	2周	3周	4周	1周	2周	3周	4周	1周	2周	3周	4周	1周	2周	3周	4周	1周	2周	3周	4周	
主题选定																														孙、郑
计划拟订																														孙、王
现状把握																														孙、王
目标设定																														郑、曹
解析																														郑、沈
对策拟定																														金、江
对策实施与检讨																														郑、孙
效果确认																														周、宴
标准化																														倪、孙
检讨与改进																														吴、孙

我们为了得到更精确的数据,将对策实施阶段延长了

------- 表示计划线　　　────── 表示实施线

图3-2-7 甘特图示意图

（三）现状把握

现状把握要做的工作大致可分为明确工作流程、现况查检和确定改善重点三个阶段,其对应的呈现形式为流程图、查检表及柏拉图。

现状把握原则大致有以下几个方面。

（1）充分掌握现行工作内容(流程图)。

（2）到现场,对现物,做现实观察("三现"原则)。将现状与标准的差距,需改善的地方以及发生的变化,加以观察记录(查检表)。

（3）归纳出本次主题的特性(柏拉图)。

1. 流程图

在品管圈实施过程中,现行工作的内容和过程可利用流程图进行归纳和总结。绘制工作流程图,正确理解现行操作步骤与主题的相关性和需改善的问题点,使复杂的逻辑步骤比较容易把握,这样就能比较清晰地查找原因和制定对策。通过流程图绘制,可以寻找到各个环节容易发生的缺失项目,从而作为确定查检项目的依据。

流程图范例(见图3-2-8):"××医院术前禁食禁饮期间手术患者处置流程",方框中的禁食禁饮、责任班宣教和中班宣教是造成术前禁食禁饮期间手术患者不良反应率高的高风险步骤,从而可进一步分析问题的症结所在。

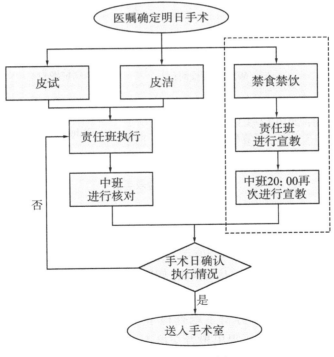

图3-2-8 流程图范例

2. 查检表

查检表(Check List,Check Sheet)是一种为了便于汇集数据,用很简单的符号或数字记录,对收集的数据进行进一步的统计整理、分析判断,或作为核对、检查而设计的一种表格。

(1)查检表的制作:遵循"三现"原则,即到现场,利用现物,以查检表记录现状与标准的差距。查检表的内容遵循5W1H法,明确主题、查检项目、查检时间和期限、查检地点、查检人员以及数据收集的方法等,见图3-2-9。

药房调剂不良率查检表　　　What(事件名称)

缺失项目＼日期		3.1	3.2	3.3	3.4	3.5	3.6	……	合计
药发错人		下							
药品错误	剂量错误	丁							
	数量错误	正							
	品项错误								
处方错误									
其他错误									

Why(查检项目)　　How(用画"正"字记录次数)

When(查检时间)　　Where(查检地点)

- 数据收集时间:2010.3.1-3.31
- 收集地点:各发药窗口计算机旁(将查检表置于此)
- 查检表填写者:前台发药药师

Who(查检人员)

图3-2-9　查检表实例

(2)查检项目的判断:明确要查检哪些项目,查检的项目不宜太多,以4~6项为宜,查检的事项应能够清楚表达主题的特征。通常可以从以下四个方面展开来确定查检项目。①经验法:如"调剂差错",根据以往经验可联想到数量错误、品项错误、用法错误、溶媒错误及患者错误等常见的错误事项。②鱼骨图:利用鱼骨图来分析主题查检事项,如"提高患者交接规范",从医生、护士和患者的角度分析得出患者交接不规范可能存在病情评估不足、交接不完整、电话确认不清及患者不配合等需查检事项,见图3-2-10。③参照指南、文献查证。④现场调查法:如降低病房红灯使用次数,以实际发生的情况分类、归纳。

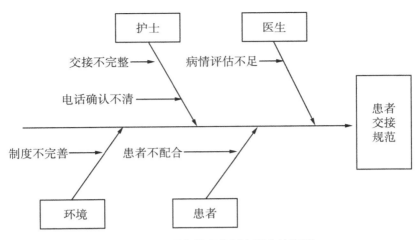

图 3-2-10 用鱼骨图分析主题查检事项

（3）数据统计：将查检数据按计划期限汇总统计，注意查检数据与衡量指标的单位一致性，见表3-2-6。

表3-2-6 查检数据汇总

项 目	五周总次数（次）	平均每周发生次数（次）	百分比（%）	累计百分比（%）
数量差错	400	80.0	73.80	73.80
品项差错	65	13.0	11.99	85.79
用法差错	29	5.8	5.35	91.14
归位差错	23	4.6	4.24	95.39
退药差错	15	3.0	2.77	98.15
其 他	10	2.0	1.85	100.00
合 计	542	108.4		

3. 柏拉图

查检表完成后可利用柏拉图加以整理，以便把握问题重点。

柏拉图（Pareto Diagram）为意大利经济学家艾佛瑞德·柏拉图（Vilfredo Pareto）在对欧洲的财务分配进行深度研究时发现的：少部分人拥有多数财富，而多数人只拥有少量金钱。美国品管大师裘兰博士（Joseph Juran）把质量上的问题点区分为"少数重要项目,多数轻微项目",这被称为柏拉图原则。我们通常将其称为"80/20"法则(80%的错误结果由20%的问题造成),我们只要改善20%的引起错误的问题,就能纠正80%的错误。以此利用柏拉图来把握改善重点,见图3-2-11。

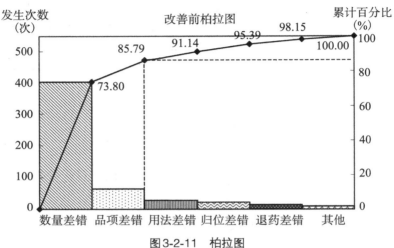

图3-2-11 柏拉图

(四)目标设定

品管圈活动在主题选定和现状把握后,必须拟定改善的目标。促使圈员的行为朝着一定的方向努力,并将自己的行为结果与既定的目标相对照,及时进行调整和修正,从而实现既定目标,并根据目标成果来考核管理绩效,以保证品管圈活动获得满意的效果。

1. 目标设定的常用方法

(1)问题点解析法:根据现状把握,查检存在的问题,结合改善重点和圈能力,计算目标值。

(2)改善能力预估法:根据品管圈开展的程度和圈活动能力,预估设定的目标值。

(3)标杆学习法:可根据行业的标准或规定、医院的方针及计划、领导指示、文献查证的结果及参考同行的水准设定一定目标值。

2. 目标值计算

主题动词为负向描述(减少或降低)的目标值计算公式:

目标值=现况值-改善值

＝现况值－(现况值×改善重点×圈能力)

主题动词为正向描述(增加或提高)的目标值计算公式:

目标值＝现况值＋改善值

　　　＝现况值＋[(1－现况值)×改善重点×圈能力]

(1)现况值:即现状把握阶段利用查检表收集到的数据,如表3-2-6所示数据,平均每周发生次数为108.4次,即为目标设定阶段的现况值。

(2)改善重点:根据查检数据绘制柏拉图,并根据80/20法则,数量差错和品项差错是病区药房调剂差错的主要原因,两者累计占差错件数的85.79%,即为改善重点,见图3-2-11。

(3)圈能力:即用一个具体的百分比数值来表示全体圈员完成目标的实际改善能力。如全体圈员对圈能力进行评价,计算得到平均分为3.0,满分为5.0分,则圈能力为3.0/5.0×100%＝60.00%。当然,也可经辅导员的鼓励、肯定及依据解决此问题的重要性、圈员挑战能力等,对圈能力重新进行评估。

3. 目标值设定的依据

目标值的设定适当与否,虽然可根据后面"效果确认"时"目标达成率"的高低来做初步判断,但目标值的设定合理性还可通过可行性分析来判断,包括目标值的可及性、先进性,明确设定的理由。

4. 目标值的表现形式

目标值设定以后,可以绘制柱状图直观呈现改善前数据(现况值)以及改善后数据(目标值),同时用下降或上升箭头等形式标注改善幅度,见图3-2-12。

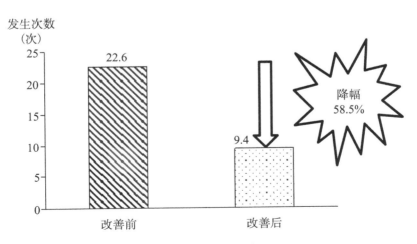

图3-2-12　目标设定柱状图

（五）解　析

解析,即利用柏拉图确定的改善重点进行对应分析,通过特性要因图或系统图解析找出问题发生的原因,并进一步分析要因和验证真因,为下一步对策拟定提供依据。解析可分为三个阶段,即原因分析、要因选定和真因验证,见图3-2-13。

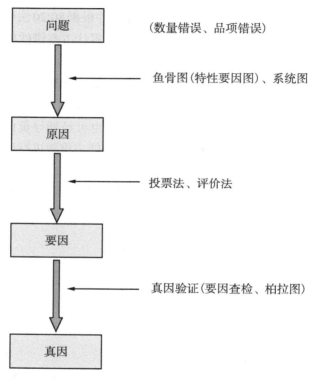

图3-2-13　解析示意图

1. 原因分析

原因分析通常采用绘制特性要因图或系统图,通过"人员""器械""材料""方法""环境"等方面的层层剖析,寻找问题发生的原因。需要注意的是,对每个改善重点均需要独立绘图剖析原因。

（1）特性要因图:又称为石川馨图、鱼骨图、因果图。绘制特性要因图时,应先列出所要讨论的问题,一般以"为什么……"开头,依次画出大骨(大原因)、中骨(中原因)和小骨(小原因),见图3-2-14。

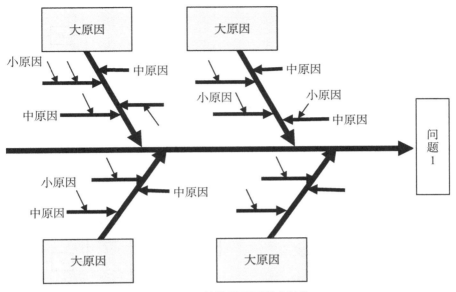

图 3-2-14 特性要因图基本结构

（2）系统图：即为了解决问题或达到目标，以"结果—原因"或"目的—方法"层层展开分析，以寻找最根本的原因或最恰当的方法，见图3-2-15。特性要因图与系统图之间的对应关系见图3-2-16。

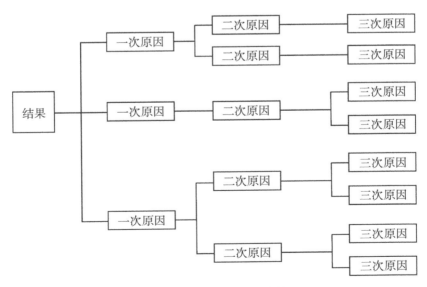

图 3-2-15 系统图基本结构

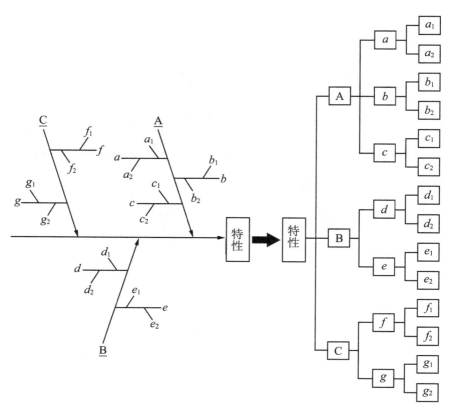

图3-2-16 特性要因图与系统图之间的对应关系

2. 要因选定

要因选定,即采用投票法或评价法对各种原因进行分析,按照80/20法则,选择排名前20%的原因将其确认为要因。

(1)投票法:针对特性要因图或系统图中解析的原因,每个圈员进行认真的分析讨论并加以理解,分别圈选出20%原因,把票数较高、占总数排名前20%的原因确定为要因。此法虽然操作简单、省时省力,但是不够严谨、科学,随机性较强,可用多重投票法进行修正。

(2)评价法:由全体圈员对每一个小原因按照重要程度进行评价打分,重要的打5分,一般的打3分,不重要的打1分,按总分进行排序,将排名在前20%的原因确认为要因。此法一般按日常工作经验判断,主观性较强,见表3-2-7和表3-2-8。

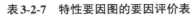

表3-2-7 特性要因图的要因评价表

编号	特性要因图中的原因		圈员打分情况									总分	排名	选定
	中原因	小原因	圈员A	圈员B	圈员C	圈员D	圈员E	圈员F	圈员G	圈员H	圈员I			
1	中原因1	小原因1	1	1	3	3	1	3	1	1	1	15	16	
2		小原因2	5	3	5	3	5	1	5	3	3	33	4	★
3		小原因3	3	3	1	3	1	1	1	1	3	17	12	
4	中原因2	小原因4	5	5	3	5	3	5	5	5	5	41	2	★
5		小原因5	1	3	1	3	1	1	3	1	1	15	16	
6	中原因3	小原因6	3	1	3	3	1	1	3	3	3	21	9	
7		小原因7	1	3	3	1	3	1	1	3	1	17	12	
8	中原因4	小原因8	5	5	5	3	5	5	5	5	5	43	1	★
9		小原因9	3	3	3	3	3	3	3	3	3	27	6	
10		小原因10	1	1	3	1	3	1	1	1	1	13	19	
11		小原因11	1	1	3	3	3	1	3	1	1	17	12	
12	中原因5	小原因12	3	3	3	3	3	3	3	3	3	27	7	
13	中原因6	小原因13	3	3	3	1	1	1	1	1	1	15	16	
14		小原因14	1	1	1	3	1	5	1	1		17	12	
15		小原因15	1	3	3	3	1	1	1	3	3	19	10	
16	中原因7	小原因16	1	3	1	3	5	5	3	3	3	27	8	
17		小原因17	3	3	5	3	5	3	3	3	3	31	5	
18	中原因8	小原因18	1	1	3	1	1	1	1	1	1	13	19	
19	中原因9	小原因19	5	3	5	3	5	5	3	5	5	39	3	★
20		小原因20	1	1	5	1	3	1	1	3	3	19	10	

表3-2-8　系统图要因评价表

结果	一次展开	二次展开	三次展开	圈员打分情况							总分	排名	选定
				圈员A	圈员B	圈员C	圈员D	圈员E	圈员F	圈员G			
				1	1	3	3	1	3	1	13	7	
		二次原因	三次原因	3	1	3	3	1	1	3	15	6	
	一次原因	二次原因	三次原因	5	3	5	5	3	5	5	31	1	★
	一次原因	二次原因	三次原因	1	1	1	1	3	1	3	11	8	
结果			三次原因	3	3	3	3	3	3	3	21	3	
		二次原因	三次原因	1	3	3	3	3	1	5	19	4	
	一次原因		三次原因	5	3	5	3	5	5	3	29	2	★
		二次原因	三次原因	1	3	5	1	3	3	1	17	5	

说明:重要的打5分,一般的打3分,不重要的打1分。根据80/20法则,选定排名前20%的为要因。

3. 真因验证

要因如果没有通过现场所收集的数据加以验证,会存在主观性强、说服力低的情况,较易忽略真正的原因。真因验证,即针对可查检(能用数值判断)的要因,到现场再次进行数据收集,通过柏拉图分析,根据80/20法则,事件发生率占80%的要因即为真因,把不合格的"伪要因"剔除,得出真正的原因。

(六)对策拟定

通过解析,明确导致问题发生的要因或真因,针对这些要因或真因制定确切、有效且可行的对策。

对策的确定需要遵循科学的评价指标,提出的策略并非都是切实可行的。全体圈员可就每个拟定的对策措施,按照可行性、经济性、效益性或圈能力等项目进行评价。评分标准:优为5分,一般为3分,差为1分。根据合计得分的高低,选择最合适的对策并加以实施,见表3-2-9。

表 3-2-9 ××医院万古霉素用药指征不符对策拟定表

要因	说明	对策措施	可行性	经济性	圈能力	总分	采纳	提议人	负责人	执行时间	对策编号
无医嘱开具模板	缺少医嘱开具时的各类警示和智能控制功能	A1.开发医嘱套餐	17	23	25	65	×	孙×			
		A2.根据肝肾功能智能调整剂量	18	20	27	65	×	姜×			
		A3.根据万古霉素的评价细则开发医嘱模板	28	25	23	76	⊕	杭×	陈×	8.1—8.31	对策二
		A4.万古霉素溶媒默认设置	14	23	30	67	×	马×			
		A5.根据用药指征智能控制万古霉素是否选用	22	25	29	76	⊕	杭×	陈×	8.1—8.31	对策二
缺少用药指南	万古霉素临床用药缺少标准,医生用药缺少依据	B1.各临床科室制定万古霉素用药标准	15	24	20	59	×	杭×			
		B2.制定万古霉素合理用药细则	28	28	24	80	⊕	马×	孙×	8.11—8.31	对策一
		B3.将万古霉素说明书进行系统内设置	16	22	29	67	×	汪×			
		B4.药事委员会定期更改用药指南	17	23	23	63	×	孙×			
无专项宣教	宣教不到位,医生培训不到位	C1.加强新员工特殊级抗菌药物的宣教	23	22	24	69	×	汪×			
		C2.制定宣传单页并发放至临床	14	23	27	64	×	朱×			

要因	说明	对策措施	可行性	经济性	圈能力	总分	采纳	提议人	负责人	执行时间	对策编号
无专项宣教	宣教不到位，医生培训不到位	C3.对重点科室，专项人员定期宣教	25	28	28	81	⊕	张×	汪×	10.17—10.30	对策五
		C4.医院考试系统对医生进行考核	19	21	19	59	×	陈×			
无评价流程	用药评价缺少万古霉素使用规范	D1.按照万古霉素合理用药细则制定评价流程	27	24	23	74	⊕	马×	孙×	8.11—8.31	对策一
		D2.鼓励病区药房药师参与万古霉素用药评价	18	24	21	63	×	朱×			
		D3.对用药不合理病历进行经济处罚	20	20	22	62	×	孙×			
		D4.实现信息系统智能化评价	14	19	19	52	×	陈×			
		D5.邀请临床医生参与万古霉素用药评价	20	21	22	63	×	高×			

对策拟定的注意事项如下。

（1）确定的对策是经济、有效并可执行的。

（2）对策的确认可依据循证查证。

（3）对策实施后可持续追踪查检。

（4）针对不同的要因或真因制定的相类似对策，可合并对策同类项形成对策群组来实施。

（5）应考虑所实施的对策之间的相互作用及实施对象的差异。

（6）在对策实施前进行风险预评估。

（7）对策具有针对性和创新性，是主题得到改善的保证。

（8）对策需获得上级核准后方可实施。

（七）对策实施与检讨

对策实施，即在对策确定后，实施具体的措施或对策方案，并对对策的可行性、有效性及连续性进行动态追踪评估，确保不偏离目标，不与政策相悖。

1. 对策的动态追踪

圈员务必掌握对策的实施动态，包括对策的可执行情况和连续性，并实时分析追踪结果。当未能赶上进度、数据记录不完整、对策制定不具体或对策实施发生困扰而无法产生预期效果时，可以运用查检表等进行数据收集和分析，必要时可主动寻求主管支援，给予辅导、督促，以使圈活动中的改进措施得到全面落实。

2. 对策的效果确认与检讨

对策实施后的效果应进行针对性确认。如针对要因A拟定对策实施后需对A进行效果确认及评价。改善结果应尽可能以数据表示，说明对策制定的有效性。如效果不佳，可视实际状况重复"解析"，重新拟定对策，或者针对要因或真因重新评估拟定对策，直至达到预期效果。运用PDCA循环，对对策实施过程加以记录，见表3-2-10。

表3-2-10 对策实施记录表

对策 n	对策名称	
	主要因	
对策内容 What（改善对象） How（实施步骤）		对策实施 Who（负责人） When（实施时间） Where（实施地点）
	P　D A　C	
对策处置 1. 目标达成的列入标准 2. 未达目标再拟定对策		对策效果确认 1. 对策执行情形 2. 对问题点改善效果

(八) 效果确认

对策实施结束后,应进行效果确认,正确运用统计学原理和品管工具对改善前后进行科学评价,应从多维度选择不同的参数及合适的表现形式。对策实施后若有显著效果,则进行效果确认。若效果不佳,则应再追加其他对策或重新检讨要因或重新拟定对策,共同克服困难,以按期达到效果。效果可分为有形成果、无形成果和附加成果。

1. 有形成果

有形成果主要是指可以用数据形式表现,通常能直接计算其效益的成果,通常可用改善前后查检表、目标达成率和进步率、柱状图、推移图及柏拉图来展示。

(1) 改善前后查检表:表现改善前后查检统计结果,见表3-2-11。

表3-2-11 改善前后查检表

项 目	改善前	改善中	改善后
调查时间	×.×—×.×	×.×—×.×	×.×—×.×
资料来源	××××查检表		
数据(件)	12.80	6.80	3.88

(2) 目标达成率和进步率:目标达成率为100%±10%是最优秀的;当目标达成率高于150%或低于80%时,应提出说明。

目标达成率=[(改善后数据-改善前数据)/(目标设定值-改善前数据)]×100%

进步率=[(改善前数据-改善后数据)/改善前数据]×100%

(3) 柱状图:表示下降或提升的幅度和效果,见图3-2-17。

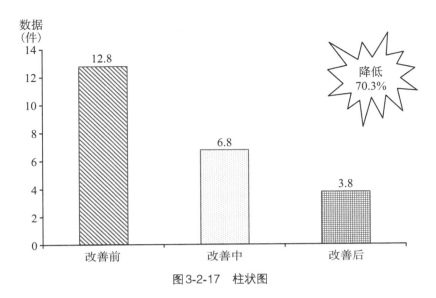

图 3-2-17　柱状图

（4）推移图:既能反映改善的效果,又能表示对策实施后成效变化的动态过程,见图3-2-18。

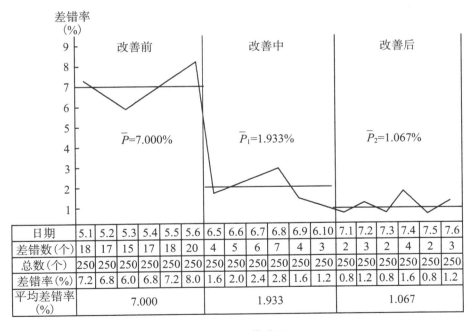

日期	5.1	5.2	5.3	5.4	5.5	5.6	6.5	6.6	6.7	6.8	6.9	6.10	7.1	7.2	7.3	7.4	7.5	7.6
差错数(个)	18	17	15	17	18	20	4	5	6	7	4	3	2	3	2	4	2	3
总数(个)	250	250	250	250	250	250	250	250	250	250	250	250	250	250	250	250	250	250
差错率(%)	7.2	6.8	6.0	6.8	7.2	8.0	1.6	2.0	2.4	2.8	1.6	1.2	0.8	1.2	0.8	1.6	0.8	1.2
平均差错率(%)	7.000						1.933						1.067					

图 3-2-18　推移图

（5）柏拉图：改善前后效果比较可用柏拉图表示，注意柏拉图纵坐标和横坐标前后要求一致，见图3-2-19。

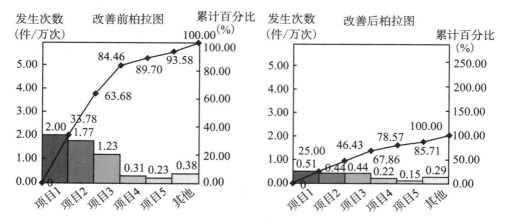

图3-2-19　柏拉图改善前后效果比较

2. 无形成果

无形成果是相对于有形成果产生的，是一种团队能力提升的确认，也是品管圈活动最宝贵的成效。无形成果的评价项目可选择偶数项，以6～8项为宜。无形成果的评价由全体圈员通过圈会讨论并逐项打分，取平均值，以评估品管圈活动的成长值。可将无形成果量化，绘制成直观表示的雷达图，见表3-2-12和图3-2-20。

表3-2-12　无形成果评分表

评价项目	活动前	活动后
品管手法	3.2	4.6
解决问题能力	3.1	4.3
凝聚力	2.9	4.2
愉悦感	2.8	4.0
沟通配合	2.8	4.2
责任感	3.2	4.6
积极性	3.3	4.4
和谐程度	3.1	4.2

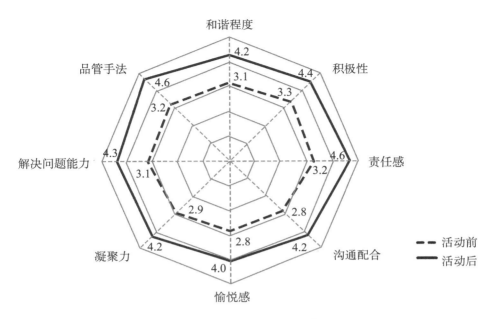

图 3-2-20　雷达图表示无形成果

3. 附加成果

品管圈在活动过程中也会获得一些附加效益和成果,如产能的变化、经济效益、流程的优化、满意度的提升、人力资源的优化、课题论文、成果奖励、著作及专利等。

(九) 标准化

标准化就是在发现问题、分析问题、解决问题的过程中,所积累的科学技术、管理经验、操作程序及规章制度等以文件形式保存和发布,以便在工作中得到执行,确保目标的一致性。标准化后的对策,通过有效监督并执行转化为日常管理项目,以防问题再度发生,达到问题解决、质量持续改进的目的。标准化是品管圈实践经验的总结,是品管圈改善历程的重要步骤。标准化文件式样见表3-2-13。

表3-2-13　标准化文件式样

类别：		文件名称：		编号：		
				主办部门：		
一、目　的 二、适用范围 三、说　明 　（一）操作程序 　（二）内　容 四、注意事项 五、附　则 　1. 实施日期 　2. 修订依据						
修订次数：		核 定	审 核	批 准		
修订日期：						
制定日期： 　　年　　月　　日						

（十）检讨与改进

1. 品管圈活动过程的检讨

品管圈活动过程的检讨是指在品管圈活动结束后，以活动步骤为基础，讨论并发掘各活动环节中存在的优缺点，进行反省与评价，是一个PDCA循环的终结，也是为新的PDCA改善循环的开始做准备。

2. 残留问题的检讨与改进

残留问题的检讨与改进是指利用柏拉图来把握改善重点，分析原因，制定对策，解决问题。根据80/20法则，剩余20%非重点改善项目是后继残留需要改善的问题（即原因3～原因7）。这是QCC活动中不可缺少的一个环节，是质量持续改善的保证，见图3-2-21。

3. 书面报告

全体圈员最后做一次总结与检讨，检讨与改进的成果可用表格形式报告（见表3-2-14），并在后续圈活动中进行分享。

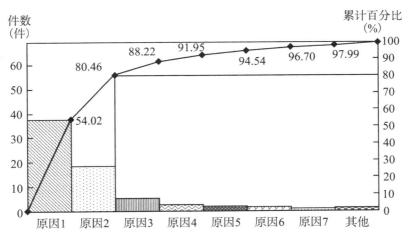

图3-2-21 用柏拉图表示20%非重点改善项目

表3-2-14 某医院的检讨与改进案例

活动项目	优 点	缺点或今后努力的方向
主题选定	化疗用药安全是目前医、药、护共同关注的重点和难点	今后可将满意度的提升作为改善重点
活动计划拟订	具有可实施行动计划,工作效率高	制订任务计划,确保圈活动的有序开展
现状把握	采用数据回顾分析,结合现场勘察,全方面了解问题本质	继续加强对不良事件的查检登记,防止遗漏
目标设定	引入循证评价和同行比较,设定目标更为合理	使目标设定更科学化,强化循证评价的应用
解析	全面考虑工作的每一个环节,运用多种品管手法解析,寻找原因、要因及真因	加强对品管工具使用的理解,特别是对头脑风暴的运用
对策拟定	群策群力,科学地制定有效的对策	逐一实施对策,并评估其有效性
对策实施与检讨	对策实施,实时对每个步骤进行成效确认,并进行持续改善	有些方法需要其他部门配合,时间无法自我掌控
效果确认	通过效果确认,使圈员能有直观的成就感	希望在现有成效下,继续努力,再获佳绩
标准化	将标准化的模式运用到实际工作中	持续完善各项工作的作业标准
圈会运作情形	跨专业、跨部门、跨学科	充分调动圈员的积极性
残留问题	根据改善后效果确认分析,结合80/20法则,后续对残留的20%非重点项目,如"传送失误"和"给药失误"进行持续改善	

三、课题达成型主题

课题达成型即是在问题解决达到标准的基础上,为追求更高品质或拓展新业务而创造的以达成新目标值为导向的新模式。在工作中会遇到很多期望创造新业务或新流程的课题,此时应用课题达成型品管圈活动将有利于突破现状,达到改善或改革的效果,打造魅力品质。其核心是制定目标方案、执行目标方案和检查目标方案。

选择课题达成型的主题,对于激励和培育创新思维,造就创新人才,推出创新成果和实现可持续发展,具有积极的促进作用。对于新产品的研制、设计、开发,以及新技术、新工艺、新方法的QCC活动,按常规用问题解决型活动程序时,由于没有数据、现状不清楚、没有参考标准等因素,难以分析原因,会非常勉强,甚至无法进行。而课题达成型QC-STORY推行模式提供了非常好的活动思路和方法,使品管圈活动达到一个新的境界。课题达成型与问题解决型主题两者之间的关系见表3-2-15。

表3-2-15　课题达成型与问题解决型主题两者之间的关系

项　目	问题解决型	课题达成型
立题	在原有基础上改进、提高	从未做过的事情
现状	现状调查分析清楚	无现状调查;研究创新的切入点
设定目标	在原有基础上,上升一个新台阶	全新的要求和目标 目标的可行性分析
原因分析	针对存在的问题症结分析原因,找出主要原因	不分析原因;广泛提出各种方案,进行实验对比验证,寻找最佳方案
决策依据	用资料说话	评价、比较、选择(实验、验证结果,以数据为基础)
应用工具	以数据分析工具为主	以非数据分析工具为主

课题达成型主题的推行模式主要由以下几个步骤组成,即选择课题、设定目标及可行性分析、提出各种方案并确定最佳方案、制定对策、对策实施、效果确认、标准化及总结与今后打算,见图3-2-22。

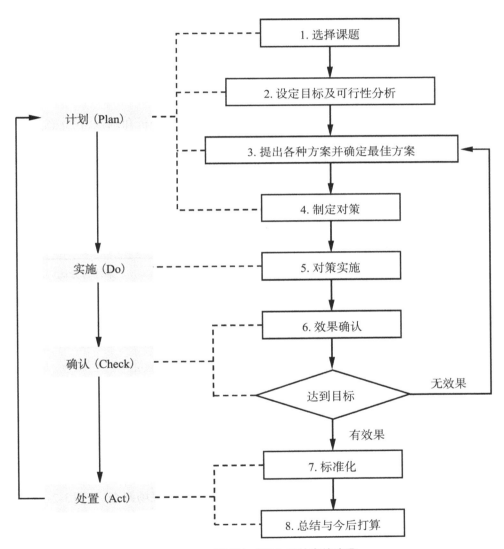

图3-2-22 课题达成型主题的实施步骤

（一）选择课题

课题选择围绕新产品的研制、设计、开发以及新技术、新工艺、新方法、新服务项目等方面,而不是提高与降低指标水平方面。通过对工作现场全方位的分析及评估后,提出合理的课题解决方案。所选择的课题既能点对点地解决问题,也可以一次性解决系统问题,如"办公用品精益管理信息系统研发""全信息门诊药房智能配发系统开发"等。QCC小组要突破现有思维模式及方法的局限性,所选择的课题名称清晰明确,能反映创新内容。课题的选择主要通过以下步骤开展。

1. 课题背景

（1）现况调查:针对本部门的工作特性,进行背景分析和调查,在立意上突破常规、追新求变。如某公司提出运用精益管理思想,进一步提高管理水平、降低成本费用、消除浪费等现象,对办公用品财务费用支出情况进行统计,并绘制柏拉图,办公用品采购费用占61.77%,占比较高,见表3-2-16和图3-2-23。由此,QCC小组认为对办公用品管理开展精益QC活动是必要的。

表3-2-16　办公费用支出分项统计表

项　　目	金额（元）	百分比（%）	累计百分比（%）
办公用品采购费用	164748	61.77	61.77
印刷宣传费用	51019	19.13	80.90
广告费用	39000	14.62	95.52
邮寄费用	6328	2.37	97.89
其　　他	5628	2.11	100.00
合　　计	266723	100.00	

（2）行业的调查分析:在确定课题的方向后,通过现场调查（见图3-2-24）、数据统计分析及行业间的比对,提出问题症结所在,为下一步明确课题提供基础。在对办公用品管理开展精益QCC活动中,通过小组成员确定、现场调查、问卷调查、数据统计,发现员工缺乏节约意识、办公用品库存管理不科学和领用统计耗时长等三个问题。因此,提出的课题必须能够系统地解决这三个问题,这是课题立项的依据。

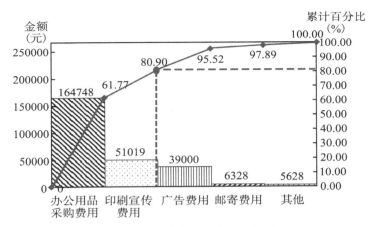

图 3-2-23 办公费用支出柏拉图

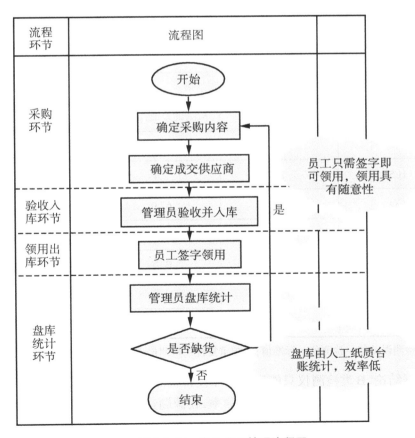

图 3-2-24 办公用品管理流程图

2. 提出问题

QCC小组通过头脑风暴,全面分析问题,提出能够解决问题症结的明确课题或者候选课题。

(1)单选课题:一般针对的问题需要开发新技术、新方法。应行业标准的要求,通过全面分析问题,提出唯一的课题解决方案。

如某电力公司为了判断智能电网设备内部是否存在潜伏性故障,通过对本公司和同行业的电力系统的"SF_6气体分解产物"的检测水平进行调查,对比仪器检测指标(分A、B、C、D四个等级),发现目前的检测仪普遍只有B等级以下。检测报告见表3-2-17。

表3-2-17 SF_6气体分解产物检测仪检测报告

报告编号	GY×××-×××	检测日期	20××年×月×日
仪器名称	SF气体组分综合检测仪	仪器型号	JH4000-1
供应商	×××科技有限公司	委托单位	××××公司
组分检测结果			
组分	样气(μL/L)	检测误差值(μL/L)	检测重复性(μL/L)
SO₂	20	2.2	1.7
H₂S	20	2.4	2.5
CO	50	67.0	32.8
结论	B类	A类	满足潜伏性故障判断
		B类	满足故障设备检测
		C类	不满足故障设备检测
		D类	仪器故障无法检测

注:检测误差值=检测值-标准值;检测重复性=检测最大值-检测最小值。

根据结论,B类检测仪只能满足故障设备检测,而不能满足潜伏性故障判断。因此,为了提高潜伏性故障的检测率,在课题选择上只有研制新型的A类SF_6气体分解产物检测仪。

（2）多选课题：针对提出的问题，小组成员通过头脑风暴进行分析讨论，提出解决问题的途径和办法，并产生多种参考课题。而形成的参考课题，由于未经过实际考察和测评，不能直接明确主题，需要经过课题评估表进行明确。

如在对办公用品管理开展精益QCC活动中，针对员工缺乏节约意识、办公用品库存管理不科学和领用统计耗时长等问题的解决方案，提出三个课题供选择，见图3-2-25。

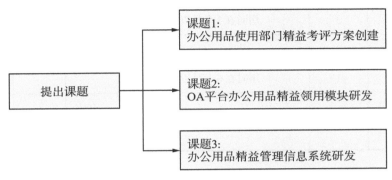

图3-2-25　参考课题

3. 选择课题（课题综合评价）

QCC小组可从课题的可实施性、有效性、经济性及时间性等各个方面对课题进行全面评估，选择适宜课题。如表3-2-18所示的"课题评分表（一）"，针对上述"多选课题"中办公用品精益QCC活动提出的三个参考课题进行综合评价，QCC小组决定选择课题3——**办公用品精益管理信息系统研发**。

表3-2-18　课题评分表（一）

指标项目	分　数	指标描述	课题1	课题2	课题3
可实施性	3	本小组能自行完成	✓		✓
	2	需其他部门协助			
	1	难度大，需外单位合作		✓	
有效性	3	能快速准确			✓
	2	只提高准确性		✓	
	1	无明显改善	✓		

指标项目	分 数	指标描述	课题1	课题2	课题3
经济性	3	费用低于5000元,小组可自行解决	✓		✓
	2	费用在5000～20000元,需要筹借			
	1	费用高于20000元,很难承担		✓	
时间性	3	用时在3个月以内	✓		✓
	2	用时3～6个月		✓	
	1	用时在6个月以上			
综合得分			10	6	12
选择课题					✓

某医院门诊药房在开发一种新的智能配发系统时,提出A、B、C三个备选方案。QCC小组根据条件影响力(有效性、可行性、时间性、经济性和自主性五个方面)进行加权评估,选择加权后得分最高的项目为最后的实施方案。具体请见表3-2-19。

表3-2-19　课题评分表(二)

备选课题		A:全自动门诊药房发药机管理系统			B:全信息化门诊药房智能配发系统			C:全手工调配智能提示药架系统		
方案原理		将手工窗口升级改造为自动发药机系统			将手工窗口升级改造,进行个性化配置,组建智能配发系统			对原有手工窗口系统升级改造,安装提示药架		
条件影响力		有效性>可行性>时间性>经济性>自主性								
项目及权重	评分标准(满分3分)	评估结果	评估分(i)	加权分	评估结果	评估分(i)	加权分	评估结果	评估分(i)	加权分
有效性 ($a_1=0.30$)	能大幅提高药品配发效率,优化药品管理,减少差错(3分)	只能提高药品配发效率	2	0.6	提高配发效率,加快药品定位	3	0.9	无明显改善	1	0.3
	能略微提高药品配发效率,优化药品管理,减少差错(2分)									
	无明显改善(1分)									

项目及权重	评分标准(满分3分)	评估结果	评估分(i)	加权分	评估结果	评估分(i)	加权分	评估结果	评估分(i)	加权分
可行性(a₂=0.25)	安装过程不影响日常药品配发工作(3分)	影响	1	0.25	不影响	3	0.75	不影响	3	0.75
	安装过程影响日常药品配发工作(1分)									
时间性(a₃=0.20)	用时在3个月以内(3分)	6个月以上	1	0.2	2个月	3	0.6	1个月	3	0.6
	用时3~6个月(2分)									
	用时在6个月以上(1分)									
经济性(a₄=0.15)	费用小于50万元(3分)	约400万元	1	0.15	约60万元	2	0.3	不到20万元	3	0.45
	费用为50万~100万元(2分)									
	费用为200万~500万元(1分)									
自主性(a₅=0.10)	能自行完成(3分)	需外单位合作	1	0.1	需要其他部门协助	2	0.2	自行完成	3	0.3
	需要其他部门协助(2分)									
	需要外单位合作(1分)									
综合得分			6	1.3		13	2.75		13	2.4
结论	根据加权分分析,课题B得分为2.75分,得分最高。因此,小组选定课题为全信息化门诊药房智能配发系统									

说明:1. 原始分评分标准,根据项目具体的评分标准。

2. 加权综合评分计算方法:总分=$a_1 \cdot i_1 + a_2 \cdot i_2 + a_3 \cdot i_3 + a_4 \cdot i_4 + a_5 \cdot i_5$。

（注:$a_1 + a_2 + a_3 + a_4 + a_5 = 1$）

3. 采用标准:选择加权后得分最高的项目为最后的实施方案。

4. 课题查新

选择的课题可通过"课题查新"进一步明确项目的创新性和必要性。课题达成型品管圈活动将有利于突破现状,达到改善或革新的效果,打造魅力品质。为明确该课题是否已有相关的成果,小组成员对课题又进行查新,见表3-2-20。

表 3-2-20　课题查新表

查新项目名称	全信息化门诊药房智能配发系统的开发	查新人员	洪××
查新机构	某医院图书馆文献检索系统	查新时间	2015.7.15
查新目的	项目鉴定		
查新范围	中国知网检索平台、维普期刊资源整合服务平台、万方数据检索平台、龙源电子期刊数据库、中国科学引文数据库		
查新点	（1）优化门诊预调配流程下患者排队模式,实现自适配队列分配模式和调剂处方的按需分配。 （2）实现对不同医院 HIS 系统的信息对接,具备开放接口、完备的自主软件及硬件设备,能实现药品的智能传送。 （3）实现管控药品调剂过程,降低药品调剂差错,节约费用,同时也提高管理效率。		
查新结果	委托项目在国内所检索的相关文献中未见相同报道。		
查新结论	（1）在国内所检索的相关文献中,委托项目优化门诊预调配流程下患者排队模式,实现自适配队列分配模式和调剂处方的按需分配,同时为了能加快预调配药品的传送及节约人力资源,系统具备智能传送功能,最后系统具备良好的人机交互功能,能方便地根据需求来设置功能,这在国内所检索的相关文献中未见相同报道。 （2）在国内所检索的相关文献中,委托项目实现对不同医院 HIS 系统的信息对接,具备开放接口、完备的自主软件及硬件设备,能实现药品的智能传送,这在国内所检索的相关文献中未见相同报道。 （3）在国内所检索的相关文献中,委托项目实现管控药品调剂过程,降低药品调剂差错、节约费用,提高管理效率,这在国内所检索的相关文献中未见相同报道。		

5. 确定活动计划

确定研究课题后,小组讨论制订了活动计划,并绘制了活动计划表,见表 3-2-21。

（二）设定目标及可行性分析

1. 设定目标

确定目标,即明确通过 QCC 小组创新活动,把问题改进到什么程度。这是一个功能性指标,主要指新课题所发挥的作用或所达到的最终目的,通常可采取直接定量的方法来确定目标值,如可节约的人力、物力、财力及时间等。比如将研制智能计数器作为课题,其设定的目标为节省监理工时费 50 万元。

表3-2-21　活动计划表

制作人:任×

时间\活动项目	2015.3	2015.4	2015.5	2015.6	2015.7	2015.8	2015.9	2015.10	2015.11	2015.12	负责人
周	1 2 3 4 5	1 2 3 4	1 2 3 4 5	1 2 3 4 5	1 2 3 4	1 2 3 4 5	1 2 3 4	1 2 3 4 5	1 2 3 4 5	1 2 3 4	
P 1. 课题选择											汪×
P 2. 设定目标及可行性分析											沈×
P 3. 方案提出并确定最佳方案											侯×
D 4. 制定对策											陈×
D 5. 对策实施											蒋×
C 6. 确认效果											任×
C 7. 标准化											张×
A 8. 总结及下一步打算											孙×

因"十一"小长假耽误

注:　——表示计划线　—表示实施

确定目标中存在如下主要问题。

（1）目标未进行量化：小组所提出的目标仅有定性的说明，没有具体的量化数据或指标。

（2）目标值设定太多：小组为了说明清楚，设置了多项目标，导致目标值太多，不便检查课题活动的实效。

（3）目标值设置难以测量。

（4）多个目标值之间缺乏相关性。

2. 目标可行性分析

对课题达成型QCC活动，必要时可进行目标可行性分析，从资源配置、人员能力（人员教育、培训、技能和经验等）及项目难度等方面分析目标是否可行，分析的结果能有效证明可以实现目标值。

如"办公用品精益管理信息系统研发"以信息化为工具，研发办公用品精益管理系统，达到降本增效的目标。系统上线运行后，目标值设定：办公用品领用累积月平均费用从1.14万元下降至0.85万元。其主要通过对部分办公用品的真实需求进行测算及统计、办公用品精益管理系统限量/限额控制、小组成员信息化系统研发能力及研发费用支出等四个方面进行认证分析，确认小组所设定的目标值是可行的。

如某医院开发"全信息化门诊药房智能配发系统"，设定完成门诊目标值处方平均调配时间的目标值为73.40秒。门诊药房处方调配主要包括两个部分，一部分为前台处方审核与用药交待，另一部分为后台处方调剂。通过对流程的系统分析发现，平均完成一张处方总耗时为91.76秒，见表3-2-22。通过信息化流程优化改造、文献查证、同行比较及数据统计分析发现，三个改善重点可以通过智能系统的融入减少部分所耗时间。三个改善重点："二级库补药"下降幅度40%，至少可节省10秒；后台口服标签打印及粘贴时间可节省约6秒；前台寻找对应药筐时间可节省约3秒（合计节省约19秒）。根据医院PDCA上报监测指标及门诊药房质量持续改进要求，我们对工作评估后，将改善后时间点的目标值定为下降20%（节省18.36秒），因此将调配总时间目标值设定为73.40秒是可行的，见图3-2-26。

表 3-2-22 处方调配总耗时

环 节	操作步骤	时间(秒)×发生率(%)	单处方平均时间(秒)	所占比例(%)	累计百分比(%)
调剂	二级库补药	60×52.3%	44.38	48.37	48.37
	拆零药品	15×20.0%			
	按品种数量调剂药品	10×100%			
后台审核	审核处方(后台)	5×100%	18.38	20.03	68.40
	核对品种数量(后台)	5×100%			
	按品种贴口服标签	8×100%			
	修改错误用法	3×12.6%			
前台处方确认	刷卡确认处方(多张处方)	2×100%	7.00	7.63	76.03
	找对应药筐	5×100%			
前台审核发放	审方(前台),核对发放,交代特殊用法	15×100%	15.00	16.34	92.37
其他	打印机预热,处方单打印	5×100%	7.00	7.63	100
	口服标签打印	2×100%			
总计	总计		91.76	100	100

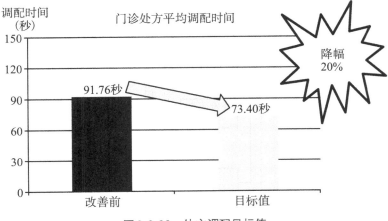

图 3-2-26 处方调配目标值

（三）提出各种方案并确定最佳方案

"提出各种方案并确定最佳方案"是课题达成型品管圈活动最为关键的一步。"提出各种方案"是指新产品、新技术、新工艺、新方法及新服务项目等的开发整体方案，包括项目的总方案和逐级分解的子方案。通过各子方案分析、试验以及评价，选择并确定最佳方案。

1. 提出方案

由于所选的课题是一种创新性的活动，QCC 小组必须深入思考、相互启发，用头脑风暴法、创造性思维提出各种方案，用亲和图或系统图等工具对所提出的不同方案进行整理、归纳。

如利用信息化实现办公用品精益管理，根据所了解的各方面意见和建议，通过亲和图整理、归纳，首先提出了"精益管理模式设计"和"计算机信息系统设计"两大类的总体方案构思。其次，圈员通过头脑风暴拓宽思路，对"精益管理模式设计"和"计算机信息系统设计"两大类从多维度、全方位提出不同子方案，以进行综合对比选择。如其中的"计算机信息系统设计"方案可从条码、数据库、系统架构、开发语言和扫码终端五个方面来展开，实现对办公用品精益管理信息系统的设计，见图3-2-27。

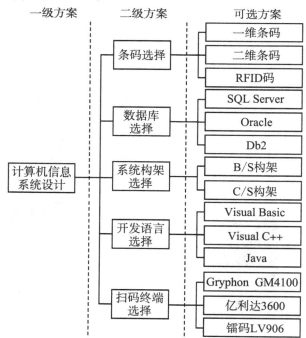

图3-2-27　计算机信息系统设计展开图

2. 选择方案

全体圈员对各子方案进行综合分析、论证和评价,必要时,应对不同供选择的子方案进行小规模实验对比。

如图3-2-27中的二级方案"条码选择",小组成员将常见的三种条码(一维条码、二维条码和RFID码)作为备选方案进行分析、论证,选择条码的最佳方案,见表3-2-23。

表3-2-23　条码选择认证表

条码选择			
方案选择	条码选择 → 一维条码 / 二维条码 / RFID码	选择条件	1. 多样性:能够区分表示200多种物品。 2. 读取距离:最大读取距离大于25厘米。 3. 经济性:费用小于500元。 4. 材质:能适用于镜面铜版纸、热转印纸、聚酯薄膜和条码热敏标签纸4种材质。 5. 配套扫码终端:能适用100种类型以上的扫码终端。 6. 识别方式:能被一种以上的方式识别。
条码备选方案	一维条码	二维条码	RFID
生成样式	600327072245		RFID
能够区分物品的种类	30个英文字符与数字能够识别6^{60}种物品	7089个数字/4296个英文字符/1817个汉字 最少能够识别10^{7268}种物品	根据标签芯片种类决定其存储量 最少能够识别6^{61}种物品
理论最大读取距离	430毫米	260毫米	12000毫米
实际最大读取距离	条码实际最远识别距离测试为355毫米	条码实际最远识别距离测试为232毫米	条码实际最远识别距离测试为11100毫米
相关费用	办公室现有一维码打印机,无须另外购买(0元)	须配备打印程序和打印机(5000元)	芯片0.2元/个以及配套的RFID读写器(5000元)
适用材质	适用9种标签材质	适用9种标签材质	适用3种专用RFID标签材质(纸质、塑料、玻璃)

条码选择					
扫码终端可配套数	200款以上		200款以上		100款左右
可识别方式	人眼识别、设备识别		设备识别		设备识别

	选择条件	能够区分表示200种以上物品	最大读取距离大于25cm	费用少于500元	能适用于4种材质	能适用100种类型以上的扫码终端	能被一种以上的方式识别
分析评价	一维条码	✓	✓	✓	✓	✓	✓
	二维条码	✓	×	×	✓	✓	✓
	RFID码	✓	✓	×	×		✓

分析结论	采用		不采用		不采用

结论:经圈成员综合分析、论证和评价,条码选择确定"一维条码"。

又如"数据库选择"。

现在流行的数据库有很多种,各种数据库都有自己的特点。根据需求的实际情况,选择最优的数据库,有利于节约成本、提高效率。对如今流行的三种数据库(SQL Server,Oracle 和 Db2)的比较,见表3-2-24。

表3-2-24 数据库选择认证表

数据库选择			
方案选择	数据库选择 — SQL Server / Oracle / DB2	选择条件	1. 兼容性:能在 Windows 系统上运行。 2. 熟练度:小组成员使用该数据库开发软件项目3次以上。 3. 经济性:费用小于2000元。
备选方案	SQL Server	Oracle	DB2

数据库选择		
方案解释 微软公司开发的数据库 Microsoft SQL Server	甲骨文公司开发的数据库 ORACLE	IBM公司开发的数据库 IBM DB2
是否能在 Windows系 统上运行	只能在Windows上运行	能在包括Windows在内的 所有主流平台上运行	只能在安装了IBM硬 件 AS/400 的 Windows 系统上运行
用于开发 次数	4次	0次	0次
相关费用	已购买正版,相关费用 为0元	已购买正版,相关费用为0 元	未购买相关软件,需额 外购买,相关费用约为 7万元

分析评价	选择条件	能在 Windows 系统上使用	用于开发项目的 次数大于3次	费用低于2000元
	SQL Server	✓	✓	✓
	Oracle	✓	✗	✓
	DB2	✗	✗	✗

选择结果	采用	不采用	不采用

结论:经过综合评价,小组确定采用"SQL Server"。

3. 确定最佳方案

通过对方案进行反复比较,在综合分析、试验及评价的基础上,选出最佳方案,即准备实施的方案。如果此时几个子方案的综合评价值接近,则可以根据最重要标准(指标项目)的得分排出子方案的顺序,将该顺序作为准备实施的优先次序,见图3-2-28。

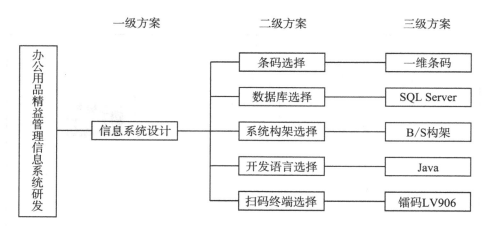

图 3-2-28　信息系统设计最佳方案选择图

4. 方案选择中存在的主要问题

（1）提出的方案太少，多数只有一次选择比较的机会。圈员没有更广泛地运用头脑风暴拓宽思路，不能从多维度、全方位提出不同的方案以进行综合对比选择。

（2）虽然提出多种方案，但可比性差，为了比较而比较。小组对几种方案过于"简单"地进行主观判断，有的子方案单纯就为了"陪衬"，最后根据"综合得分"选出最佳方案。

（3）方案选择不彻底，没有层层展开。方案没有分解到不能再分解，选择到不能再选择。

（4）缺少方案实验对比数据，靠主观判断进行选择。小组可用0和1打分法及加权平均法等做好方案选择。圈员有时只关注时间、费用等简单的数据指标，对关键的产品特性指标数据缺乏选择对比。

（5）方案评价放到对策或实施中进行。

（6）没有将最终选定的方案用系统图或其他方法进行明确。

（7）方案对比评价中较少使用统计学。

（四）制定对策

制定对策就是对已经确定的最佳方案，逐条提出实施的措施计划。

1. 对策、目标与措施

在课题达成型品管圈活动中，我们提出各种方案并选择最佳方案，这时的"对策"即为可选方案中最后选定的步骤。设定对策的"目标"就是将对策实施的结果与设定的目标进行比较，能否满足。"措施"就是在设定目标后，通过认真策划,指导实施的过程。

2. 制定对策

根据图3-2-31,我们制定对策,见表3-2-25。在对策表中,我们还应当对完成的整个项目进行试运行或试验,以检测有效性。

表3-2-25　对策表

序 号	对 策	目 标	措 施	地 点	时 间	人 员
1	生成办公用品一维条码管理库	办公用品拥有唯一可识别的一维条码	1. 办公用品一维条码制作; 2. 对已有条码的物品通过扫码登记; 3. 对无条码物品,制作条码	库房	5.5—5.15	王×
2	数据库设计、配置	数据库数据正确率为100%	1. 数据库设计; 2. 收集在职人员信息; 3. 收集办公用品信息; 4. 安装数据库软件; 5. 导入数据	办公室	5.16—5.25	张×
3	应用服务器配置	用于B/S架构的应用服务器访问成功率为100%	1. 安装JDK1.7; 2. 配置Java环境变量; 3. 安装中间件(Tomcat6.0); 4. 配置Tomcat环境变量	计算机室	5.26—5.30	蒋×
4	系统设计、编程、测试	实现办公用品库存管理和定量领用、回库管理功能,系统处理结果正确率为100%	1. 安装Java开发软件——MyEclipse; 2. 功能模块设计; 3. 代码编写; 4. 发布测试; 5. 完善系统	库房	6.1—6.25	沈×
5	扫码枪采购、安装	购置镭码LV906扫码枪2台,验收通过,且扫一维条码的成功率为100%	1. 采购扫码枪; 2. 安装镭码LV906扫码终端驱动; 3. 测试扫码终端一维码扫码功能	库房	6.25—6.30	王×
6	系统试运行	系统试运行当月办公用品领用费用低于8500元	1. 进行系统操作培训; 2. 开展办公用品精益管理宣传并贯彻执行; 3. 系统上线应用	库房办公室	7.1—7.31	汪×

（五）对策实施

根据指定的对策表,小组成员逐一开展对策实施。对策与措施是一一对应的,对策的实施过程就是这些措施的具体落实过程。当每条对策实施完成后,应立即收集改进后的数据,与对策表中的目标相比较,以明确对策/措施的有效性。当对策/措施实施确认无法达到目标要求时,应进行适当的修改,必要时修改对策/措施的内容,以实现对策目标,见表3-2-26。

"按对策表实施"需要注意的事项如下。

（1）每条"对策/措施"要求写明谁做,做什么,怎么做,依据是什么,什么时间,实施效果、结论。

（2）每条对策实施完成后要立即确认其效果。

（3）对策实施过程与对策表中的"对策"和"措施"基本要求一致。

（4）每条对策实施达到目标要求时,不应对整体项目有负面的影响,如安全性、有效性及经济性等。

（5）善于借助统计学方法,发挥专业技术的作用。

表3-2-26　对策实施表:生成办公用品一维条码管理库

实施目标	办公用品拥有唯一可识别的一维条码			实施人员
实施过程	1. 办公用品一维条码制作	600327072245 30个英文字符与数字		方×
	2. 已有条码的物品通过扫码登记	通过对所有物品进行编号和登记,扫描条码编置计算机信息系统中,经统计,共有50种办公用品		蒋×

已有条码登记表

物品编号	物品类型	登记条形码
1	U盘	6926337215204
2	硒鼓HP 80A	8611114414
3	硒鼓HP 88A	88711092796
4	硒鼓HP 12A	887111062772
5	硒鼓HP 16A	8278090524
6	硒鼓HP 507A	887111062796
…	…	…
36	修正液	6936198403009
37	电池	6936198403010
38	档案盒	6936198403011

续表

实施目标	办公用品拥有唯一可识别的一维条码		实施人员
实施过程	3. 为没有条码的物品制作条码	利用资产管理系统标签打印机,为没有一维条码标签的办公用品打印一维条码标签,并将其贴在图鉴上。共计为5种没有条码的办公用品进行编码,如下所示 办公用品名称:铅笔 / 对应条码 1 2 3 4 5 6 7 8 9 0 1 2 3 4	徐×
实施效果	小组成员于5月15日通过数据整理,对10种没有条码的办公用品进行编码,使办公用品的条码与实物一一对应,没有重复、遗漏和错误的情况,办公用品100%拥有唯一可识别的一维条码		汪×
结论	小组成员通过效果检验,办公用品100%拥有唯一可识别的一维条码,符合对策目标的要求		
实施时间:2014.5.5—2014.5.15		责任人:汪×	

(六) 效果确认

对策全部实施完毕,并逐条确认都已达到对策表中的目标后,进行效果确认。其主要内容就是将活动效果与小组设定的课题目标进行对比,评估并确认是否完成预定目标。

1. 目标值的确认

目标值的确认常可采用一些工具,以其简明的图形来展示前后对比的效果,如柱状图、折线图及直方图,见图3-2-29和3-2-30。

如"信息化办公用品精益管理系统"上线运行后,将目标值设定为办公用品领用累积月均费用从1.14万元下降至0.85万元。

目标达成率=(改善后数据-改善前数据)/(目标设定值-改善前数据)×100%

$$=(8254.05-11400)/(8500-11400)×100\%$$

$$=108.48\%$$

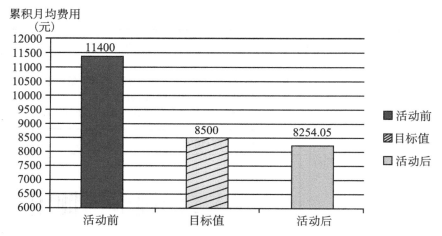

图 3-2-29　办公用品领用累积月均费用的活动效果对比柱状图

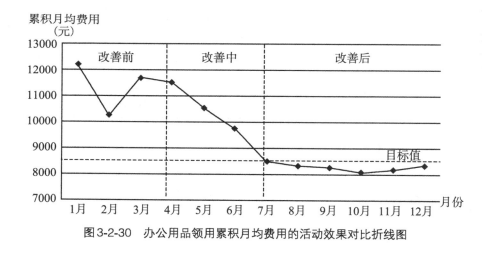

图 3-2-30　办公用品领用累积月均费用的活动效果对比折线图

如"全信息化门诊药房智能配发系统"中智能配发系统启用后,二级库补药率、后台口服标签打印、按品种贴口服标签及前台寻找药筐等环节均可因系统的融入而减少所耗时间,平均处方调配时间从改善前的91.76秒降至改善后的68.28秒,见表3-2-27。

目标达标率＝(改善后－改善前)/(目标值－改善前)×100%

＝(68.28－91.76)/(73.40－91.76)×100%＝127.89%

表3-2-27 改善后门诊处方平均调配时间

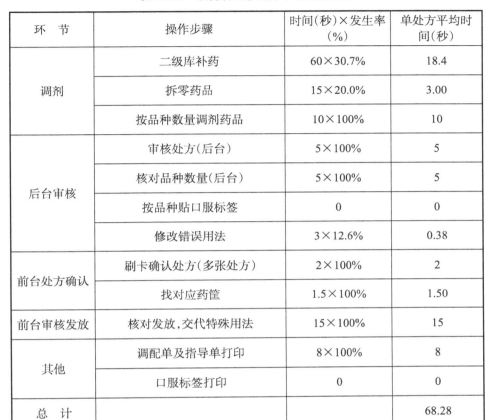

环 节	操作步骤	时间(秒)×发生率(%)	单处方平均时间(秒)
调剂	二级库补药	60×30.7%	18.4
	拆零药品	15×20.0%	3.00
	按品种数量调剂药品	10×100%	10
后台审核	审核处方(后台)	5×100%	5
	核对品种数量(后台)	5×100%	5
	按品种贴口服标签	0	0
	修改错误用法	3×12.6%	0.38
前台处方确认	刷卡确认处方(多张处方)	2×100%	2
	找对应药筐	1.5×100%	1.50
前台审核发放	核对发放,交代特殊用法	15×100%	15
其他	调配单及指导单打印	8×100%	8
	口服标签打印	0	0
总 计			68.28

2. 效益的计算

效益包括经济效益和社会效益。QCC小组创新活动实现了自己所制定的目标,通过经济效益的评价与计算,能明确小组所做的具体贡献和自身价值,以鼓舞小组成员的士气,更好地调动大家的积极性。经济效益不是衡量QCC小组成果水平和评选优秀QCC小组的依据,一般测算活动期内所产生的效益即可。还有一些公益事业(如环保、敬老及绿化等),投入的是金钱,提供的是服务,产生的是巨大的社会效益。

(七) 标准化

标准化是品管圈实践经验的总结,也是课题达成型品管圈的重要步骤。实行标准化,巩固取得的成果,便于项目推广应用。标准化可以是管理制度(办法)、工艺规程、设计图纸或软件著作等。

常见的标准化内容有以下几种。

（1）标准化文件:式样见表3-2-28。

表3-2-28　作业标准书

| 类别: | 名称: | 编号: |
| | | 主办部门: |

一、目　　的

二、适用范围

三、说　　明
　　（一）操作程序

　　（二）内　　容

四、注意事项

五、附　　则
1. 实施日期

2. 修订依据

| 修订次数: | 起草:×× | 核定:×× | 审核:×× |

（2）硬件管理：如前述"信息系统设计"采用硬件的指标有自行打印条码（尺寸为18毫米×45毫米）、条码材质［聚酯薄膜（PET）］及扫码枪型号（镭码LV906等）。

（3）软件管理：设计图纸、开发信息系统源代码或存档系统说明书资料，并向中国版权保护中心申请软件著作权等。

（八）总结与今后打算

总结既是回顾活动过程的必要选择，又是提高小组成员科学总结能力的最好方法。通过总结，吸取以往的经验或教训，哪些是成功的、确实可行的，哪些是不足的、可改善的，从而加深对PDCA循环科学性的理解，提高QCC活动能力。

一般来说，可以从专业技术、管理技术和综合素质评价三个层面进行总结。专业技术涉及专业知识和专业技能的总结与评价；管理技术体现在数据推理和逻辑性等科学性问题；综合素质评价是团队能力提升的确认，评估品管圈活动的成长值，将无形成果量化，绘制成雷达图来直观表示，见表3-2-29和图3-2-31。

表3-2-29　无形成果数值表

编　号	评价项目	活动前		活动后		活动成长	正/负向
		合　计	平　均	合　计	平　均		
1	品管手法	38	3.2	55	4.6	1.4	↑
2	解决问题能力	37	3.1	52	4.3	1.2	↑
3	凝聚力	35	2.9	50	4.2	1.3	↑
4	愉悦感	34	2.8	48	4.0	1.2	↑
5	沟通配合	34	2.8	50	4.2	1.4	↑
6	责任感	38	3.2	55	4.6	1.4	↑
7	积极性	40	3.3	53	4.4	1.1	↑
8	和谐程度	37	3.1	50	4.2	1.1	↑

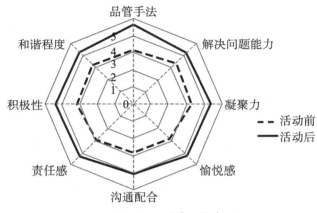

图 3-2-31　无形成果雷达图

第三节　品管工具的使用技巧

　　品管圈活动的整个过程需要灵活运用各种品管工具。品管工具本质上是一种统计学方法,将基础的图表和技术知识与统计原理结合后应用到品管圈中。每种品管工具都有鲜明的特点,其应用时机各异,只有很好地了解各种工具的特性、目的和适用时机,才能使各种工具在品管圈活动中发挥最大作用,让活动得以顺利开展。

一、头脑风暴的运用

　　在传统的群体决策过程中,由于群体成员之间相互影响,易屈于权威或大多数人意见,形成所谓的"群体思维"。这种群体思维削弱了群体的批判精神和创造力,损害了决策的质量。因此,为了保证群体决策质量,管理上出现了一系列改善群体决策的方法,头脑风暴是较为典型的一个。

　　头脑风暴,又称脑力激荡,即一群人围绕一个特定的主题,在暂缓批判、轻松愉快的气氛下,进行创新或改善,产生新点子,提出新办法,是一种非常有效的会议技巧。

　　头脑风暴与品管圈自下而上、自动自发的精神相一致,是品管圈活动的精髓,在所有涉及提议、决策的步骤中均可采用。

1. 头脑风暴激发创新思维的机制

　　(1)联想反应。联想是产生新观点的基本过程。在集体讨论中,每提出一个新的观点,都能引发他人的联想,相继产生一系列新观点,为创造性地解决问题提供了更多的可能性。

（2）热情感染。在不受任何限制的情况下,集体讨论能激发人的热情。人人自由发言、相互感染,能形成热潮,从而突破固有观念的束缚,最大限度地发挥创造性。

（3）竞争意识。在有竞争意识的情况下,人人争先恐后,竞相发言,不断地开动思维机器,力求有独到见解。

（4）人人平等。头脑风暴时,不得批评,不许怀疑,不再有领导和下属的差异,因此个人思维不再受拘束,人人畅所欲言,提出大量的新观念。

2. 头脑风暴的成功要点

（1）自由畅谈。参与者不应该受任何条条框框的限制,而应放松思想,让思维自由驰骋,从不同角度、不同层次、不同方位,大胆地展开想象,提出独创性的想法和标新立异、与众不同的观点。头脑风暴中欢迎异想天开的意见或建议,思想必须毫无拘束,有时候甚至观念愈奇愈好。

（2）延迟评判。必须坚持当场不对任何设想做出评价的原则。既不能肯定某个设想,又不能否定某个设想,也不能对某个设想发表评论性的意见。一切评价和判断都要延迟到会议结束以后才能进行。

（3）禁止批评。禁止批评是头脑风暴应该遵循的一个重要原则。参加头脑风暴会议的每个人都不得对别人的设想提出批评意见,因为批评对创造性思维无疑会产生抑制作用。同时,发言人的自我批评也在禁止之列。有些人习惯于用一些自谦之词,这些自我批评性质的说法同样会破坏会场气氛,影响自由畅想。因此,当对任何观念持有反对意见时,必须保留至稍后的时间;会议中不管别人的构想是好是坏,绝不加以批评。

头脑风暴中避免出现的语句:	■别傻了
■这不可行	■太理论了
■实际上并非如此	■不可能发生的
■年长的同志不会接受的	■想像力也太丰富了吧
■恐怕上级主管不会接受	■这根本行不通
■以前试过了	■这超出我们的工作范围
■这违反医院基本政策或方针	■好蠢的想法
■会被人笑的	■我们以前都是这样做的,没必要改
■没有价值吧	■为什么不按规定来做
■可能没有这么多的时间	■现在还能用,何必改
■可能大家不会赞成	■可能很贵哦
■我以前想过了,只是没有多大的把握	■这是好点子,但是……
■以后再研究吧	■少来了

（4）追求数量。头脑风暴会议的目标是获得尽可能多的设想，追求数量是它的首要任务。参加会议的每个人都要多思考，多提设想。至于设想的质量问题，自可留到会后的设想处理阶段去解决。在某种意义上，设想的质量与数量密切相关，产生的设想越多，其中的创造性设想就可能越多。在自由开放的气氛下，用集体思考、共同研讨的方法激起创意的连锁反应，很容易使常人跳出经验围墙而获得意想不到的成果。

3. 主持人的技巧

（1）主持人的要求。头脑风暴的主持工作最好由对问题的背景比较了解并且熟悉头脑风暴的处理程序和处理方法的人担任。头脑风暴主持人的发言应能激起与会者的思维灵感，促使与会者感到急需回答会议所提出的问题。

（2）会前准备。会前，主持人应将会议主题提前通报给与会者，让与会者有一定准备。

（3）开始阶段。通常在头脑风暴开始时，要向与会者重申会议应严守的原则和纪律，可采取询问的做法，激发成员思考；可轮流发言，每轮每人简明扼要地说清楚一个创意设想，避免形成辩论会和发言不均。

（4）会议过程。与会者一旦被鼓励起来后，新的设想就会源源不断地涌现出来。这时，主持人只需根据"头脑风暴"的原则进行适当引导即可，要以赏识激励的词句语气和微笑点头的行为语言，鼓励与会者多提出设想，如说"对，就是这样！""太棒了！""好主意！这一点对开阔思路很有好处！"等。遇到人人才穷计短而出现暂时停滞时，可采取一些措施，如休息几分钟、散步、唱歌或喝水等，再进行几轮头脑风暴；或发给每人一张与问题无关的图画，要求大家讲出从图画中所获得的灵感。

（5）掌控时间。会议一般持续1小时左右，形成的设想应不少于100种。但最好的设想往往是在会议要结束时提出的，因此，若预定结束的时间到了，可以根据情况再延长5分钟，这是人们容易提出好的设想的时候。若在最后1分钟内再没有新主意、新观点出现，可宣布会议结束或告一段落。

4. 头脑风暴的进阶

常规的头脑风暴是直接头脑风暴，另外还有一种是质疑头脑风暴，也被称为反头脑风暴。质疑头脑风暴是对直接头脑风暴提出的设想、方案逐一质疑，分析其现实可行性的方法。质疑头脑风暴需要在头脑风暴实施后，专门成立专家组来实施，专家组人数不用太多，但必须由有能力对设想实施做出较准确判断的专家组成。

质疑头脑风暴的实施可分为以下三个阶段。

（1）要求与会者对每一个头脑风暴所提出的设想都要提出质疑，并进行全面评论。评论的重点是研究有碍设想实现的所有限制性因素。在质疑过程中，可能产生一些可行的新设想。这些新设想，包括对已提出的设想无法实现的原因的论证、存在的限制因素以及排除限制因素的建议。其结构通常是"××设想是不可行的，因为……，如要使其可行，必须……"

（2）对每一组或每一个设想，编制一个评论意见一览表，以及可行设想一览表。质疑头脑风暴应遵守的原则与直接头脑风暴一样，只是禁止对已有的设想提出肯定意见，而鼓励提出批评和新的可行设想。质疑过程一直进行到没有问题可以质疑为止。

（3）对质疑过程中提出的评价意见进行评估，以便形成一个对解决所讨论问题实际可行的最终设想一览表。对于评价意见的评估，与对所讨论设想的质疑一样重要。因为在质疑阶段，重点是研究有碍设想实施的所有限制因素，而这些限制因素即使在设想产生阶段也应是被放在重要地位予以考虑的。

二、投票方案的选择

在品管圈活动进行过程中，需要充分发挥每位圈员的创造力，特别是要通过头脑风暴产生大量的想法或意见，最终需要全体圈员达成共识，才能付诸实施。达成共识的方法有很多种，最常用的方法就是投票法。

1. 直接投票法

直接投票法是指将所有项目列表，要求全体圈员投票选出他们认为最适宜的项目，通常每人投一票或多票（不超过总项目数的一半），得票最多的即为选定项目，见表3-3-1。

表3-3-1　××××投票汇总

项目序号	得票	排名	选定
项目1	3	3	
项目2	8	1	★
项目3	5	2	
项目4	0	5	
项目5	2	4	
注：共9人投票，每人最多投2票。			

2. 多重投票法

多重投票法是指将所有项目列表,要求全体圈员投票选出他们认为最适宜的项目,通常允许每人投的票数不超过总数的一半,并逐项进行统计,保留得票较多的,将没有得票或得票很少的挑出并从列表中剔除,见图3-3-1。投票过程重复进行,直到达到预期的项目数量。

第一轮投票汇总			
序 号	得 票	排 名	选 定
项目1	6	6	
项目2	9	3	★
项目3	2	10	
项目4	0	14	
项目5	8	5	★
项目6	9	3	★
项目7	11	1	★
项目8	1	12	
项目9	2	10	
项目10	4	8	
项目11	10	2	★
项目12	4	8	
项目13	1	12	
项目14	5	7	

注:共11人投票,每人最多投7票。

第二轮投票汇总			
序 号	得 票	排 名	选 定
项目2	4	3	
项目5	1	4	
项目6	1	4	
项目7	9	1	★
项目11	7	2	

注:共11人投票,每人最多投2票。

图3-3-1 多重投票法实例

3. 排序法

每位圈员针对意见清单上所列出的项目,以阿拉伯数字进行排序,数字越小表示越重要,并且数字不能重复,不能出现"0";将每一位圈员所给的排序分数相加,总分越低的项目表示越重要,见表3-3-2。

表3-3-2 排序法实例

序 号	圈员a	圈员b	圈员c	圈员d	圈员e	圈员f	圈员g	合 计	排 名	选 定
项目1	3	1	4	2	3	4	2	19	2	
项目2	1	3	1	3	4	1	1	14	1	★
项目3	4	2	3	1	5	2	3	20	3	
项目4	2	4	2	5	1	5	5	24	4	
项目5	5	5	5	4	2	3	4	28	5	

4. 加权投票法

每位圈员针对清单上所列出的项目给予分数,如每人有10分,将此10分分配给意见清单上列出的所有项目(也可给0分,但10分要全部用完);将每位圈员所给的分数相加,总分越高的项目表示越重要,见表3-3-3。

表3-3-3　加权投票法实例

序　号	圈员a	圈员b	圈员c	圈员d	圈员e	圈员f	圈员g	合　计	排　名	选　定
项目1	3	1	5	2	3	1	0	15	2	
项目2	5	3	4	4	3	3	3	25	1	★
项目3	1	3	0	1	2	0	3	10	4	
项目4	1	2	0	1	1	3	3	11	3	
项目5	0	1	1	2	1	3	1	9	5	

上面所列举的直接投票法、多重投票法、排序法及加权投票法,各有特点。圈长可根据项目数量、圈员人数、会议时间及活动经验,选择合适的方法进行投票。各种投票法的比较见表3-3-4。

表3-3-4　各种投票法的比较

投票方法	优　点	缺　点
直接投票法	用时少,操作简便	项目不宜过多,可信度、科学性、重现性较差
多重投票法	项目可以很多,可信度、科学性较高	比较费时
排序法	可信度、科学性高,可以避免趋中倾向或宽严误差	项目不宜过多,对投票者要求较高
加权投票法	可信度、科学性高	项目不宜过多,可能存在趋中倾向或宽严误差

三、调查问卷的设计

在品管圈活动过程中,需要收集一些主观的资料,这就需要用到调查问卷。如提高满意度,调查问卷便是其衡量的主要手段。调查问卷又被称为调查表或询问表,是以问题的形式系统地记载调查内容的一种印件。问卷可以是表格式、卡片式或簿记式。

1. 调查问卷的设计原则

设计问卷是询问调查的关键。完美的问卷必须具备两个特点,即能将问题传达给被问者,又能使被问者乐于回答。要完成这两个功能,问卷设计时应当遵循一定的原则和程序,运用一定的技巧。

(1)有明确的主题。根据主题,从实际出发拟题,目的明确,重点突出,没有可有可无的问题。

(2)结构合理,逻辑性强。问题的排列应有一定的逻辑顺序,符合被问者的思维程序。一般是先易后难,先简后繁,先具体后抽象。

(3)通俗易懂。问卷应使被问者一目了然,并愿意如实回答。问卷中语气要亲切,符合被问者的理解能力和认识能力,避免使用专业术语。对敏感性问题采取一定的调查技巧,使问卷具有合理性和可答性,避免主观性和暗示性,以免答案失真。

(4)控制问卷的长度。回答问卷的时间应控制在20分钟左右,问卷中既不浪费一个问句,也不遗漏一个问句。

(5)便于资料的校验、整理和统计。

2. 回答形式

(1)开放式:又称无结构的问答题。在采用开放式问题时,被问者可以用自己的语言自由地发表意见。并且比较深入,有时还可获得调查者始料未及的答案。

(2)封闭式:又称有结构的问答题。封闭式问题与开放式问题相反,它规定了一组可供选择的答案和固定的回答格式。

封闭式问题的优点包括:①答案是标准化的,对答案进行编码和分析都比较容易;②被问者易于作答,有利于提高问卷的回收率;③问题的含义比较清楚。因为所提供的答案有助于理解题意,这样就可以避免被问者由于不理解题意而拒绝回答的现象。

封闭式问题的缺点包括:①对题目理解不正确的被问者,难以觉察出来;②可能产生"顺序偏差"或"位置偏差",即被问者选择答案可能与该答案的排列位置有关。研究表明,对陈述性答案,被问者趋向于选第一个答案或最后一个答案,特别是第一个答案;而对一组数字(数量或价格)的选择,则趋向于取中间位置。为了减少顺序偏差,可以准备几种形式的问卷,每种形式的问卷答案排列的顺序都不同。

(3)量表应答式:以量表形式设置问题,让被问者按规则提示给出相应的分数。

3. 问卷类型

（1）按问题答案划分，问卷可分为结构式、开放式和半结构式3种基本类型。

1）结构式：通常也被称为封闭式或闭口式。这种问卷的答案是调查者在问卷上早已确定的，由被问者认真选择一个回答划上圈或打上钩就可以了。

2）开放式：也被称为开口式。这种问卷不设置固定的答案，让被问者自由发挥。

3）半结构式：这种问卷介乎于结构式和开放式两者之间，问题的答案既有固定的、标准的，也有让被问者自由发挥的，吸取了两者的长处。这类问卷在实际调查中运用最为广泛。

（2）按调查方式分，问卷可分为自填问卷和访问问卷。自填问卷是由被问者自己填答的问卷。访问问卷是调查者通过采访被问者，由调查者填答的问卷。

4. 调查问卷的设计技巧

（1）事实性问题：主要要求被问者回答一些有关事实的问题。例如：您的职业是什么？

事实性问题的主要目的在于求取事实资料，因此问题中的字眼定义必须清楚，让被问者了解后能正确回答。在问卷之中，通常将事实性问题放在后面，以免被问者在回答有关个人的问题时有所顾忌，因而影响后面的答案。如果抽样方法采用配额抽样，则分类性问题应被置于问卷之首，否则不知道被问者是否符合样本所规定的条件。

（2）意见性问题：在问卷中，往往会向被问者询问一些有关意见或态度的问题。例如：您是否认为候诊时间过长？

意见性问题事实上即态度调查问题。被问者是否愿意表达他真正的态度，这一点固然要考虑，而态度强度亦有不同，如何从答案中衡量其强弱，显然也是一个需要克服的问题。通常而言，被问者会受到问题所用字眼和问题次序的影响，即反应不同，因而答案也有所不同。对于事实性问题，可将答案与已知资料加以比较。但在意见性问题方面则较难做比较工作，因被问者对同样问题所做的反应各不相同。因此，意见性问题的设计远较事实性问题困难。这种问题通常有两种处理方法：一种方法是对意见性问题的答案只用百分比表示，例如有的被问者同意某一看法等；另一方法则旨在衡量被问者的态度，故可将答案化成分数。

（3）困窘性问题：指被问者不愿在调查者面前作答的某些问题，比如关于私人的问题，或不为一般社会道德所接纳的行为、态度，或有碍声誉的问题。例如：您和患者有过几次冲突？您除了工作收入外，尚有其他收入吗？

如果一定要想获得困窘性问题的答案，又要避免被问者做不真实的回答，则可采用以下方法。

1）间接问题法。不直接询问被问者对某事项的观点，而改问他对该事项的看法如何。用间接问题旨在套取被问者回答认为是旁人的观点。因此，在他回答后，应立即再加上问题："您的看法同他们是否一样？"

2）卡片整理法。将困窘性问题的答案分为"是"与"否"两类，调查者可暂时走开，让被问者自己取卡片后投入箱中，以减低困窘气氛。被问者在无调查者看见的情况下，选取正确答案的可能性会提高不少。

3）随机反应法。根据随机反应法，可估计出回答困窘问题的人数。

4）断定性问题。有些问题是先假定被问者已有该种态度或行为。例如"您每天抽多少支香烟？"事实上，该被问者极可能根本不抽烟，这种问题则为断定性问题。正确处理这种问题的方法是在断定性问题之前加一条"过滤"问题。例如"你抽烟吗？"如果被问者回答"是"，则用断定性问题继续问下去才有意义，否则在过滤问题后就应停止。

5）假设性问题。有许多问题是先假定一种情况，然后询问被问者在该种情况下会采取什么行动。

5. 调查问卷的评价标准

一份优秀的调查问卷必须具有以下功能。

（1）它必须完成所有的调研目标，以满足调查者的信息需求。

（2）它必须以可以理解的语言和适当的智力水平与被问者沟通，并获得被问者的合作。

（3）对调查者来讲，它必须易于管理，方便地记录下被问者的回答。

（4）它必须有利于方便、快捷地编辑和检查完成的问卷，并容易进行编码和数据输入。

四、常用品管工具的用法及误区

品管圈活动需要用到很多统计学方法和技巧，但是无论是在企业还是在医院,枯燥的统计学方法并不被广大基层员工所接受和熟练运用。为了解决这一问题,在实践中逐渐形成了品管工具。品管工具去除了统计学中大量晦涩和繁杂的内容,将基础的图表和技术知识与统计原理结合后应用到品管圈中,目的是让每一位圈内人士只要稍加培训就能用这些工具来解决问题。因此,品管工具本质上是统计学方法。

品管七大工具和新七大工具是品管圈活动中的核心工具。品管七大工具包括查检表、层别法、柏拉图、特性要因图、散布图、直方图和控制图。品管新七大工具包括亲和图、关联图、系统图、矩阵图、矩阵数据分析法、过程决定计划图和箭头图。品管新旧七种工具各有其特点。品管七大工具偏重于统计分析,主要是数据资料,针对的是问题发生后的改善。而品管新七大工具偏重于思考分析过程,主要是语言文字资料,主要是强调在问题发生前进行预防。除了品管七大工具和新七大工具之外,还有一些重要的管理工具已被广泛应用于品管圈的各大步骤中,其中包括甘特图、流程图和雷达图等。

每种品管工具都有其鲜明的特点,其应用时机各异,只有很好地了解各种工具的特性、目的和适用时机,才能使各种工具在品管圈活动中发挥最大作用,使品管圈活动得以顺利开展。

下文将简要介绍医院品管圈活动中最常用的核心工具。

(一) 流程图

1. 定　义

流程图是展示工作过程以及操作顺序的一种图表,它由一些图框和流程线组成。其中,图框表示各种操作的类型,图框内的文字和符号表示操作的内容,流程线表示操作的先后次序。流程图是圈员规划、彼此间沟通的工具,提供工作流程的总览。圈员通过流程图判断输入与输出间的相互关系,以寻求改善流程的机会。

2. 操作步骤

(1) 针对所要改善的主题,定义其流程的总体结构,确定开始点和结束点。

(2) 描述该工作的所有步骤。

(3) 将所有步骤按先后顺序进行排列。

(4) 利用适当的符号进行绘制,见表3-3-5和图3-3-2。

(5) 检查是否完整。

表 3-3-5　基本流程图标准符号

工作性质	符　号	说　明
开始/结束		工作流程的开始与结束
执行/处理		收发、执行、控制、处理等工作
文件		工作中所产生的报表、记录或数据等文件
判断/决策		选择流向路径
档案/储存		电脑档案或文件数据储存
连接		流程的出口及入口
流程方向		工作进行方向

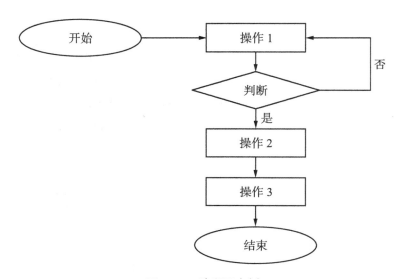

图 3-3-2　流程图实例

3. 操作要领

（1）原则上,流程图的流程方向应由上而下、由左至右。

（2）尽量避免交叉。

（3）需要跨页或穿越某个流程方向时,可用连接符,存在多个连接符时用字母或数字加以区别。

4. 常见误区

（1）流程图太过复杂,大多数步骤与改善主题无关。应选择适当的起始点和结束点。

（2）同一个处理框出现2个或2个以上向外的箭头。一般而言,同一个操作只能有一个后续操作,否则容易出现流程混乱,如确实需要,可在后面加判断框,以明确流程的走向。

（3）未按流程图标准符号绘图。流程图标准符号可以帮助他人准确理解流程图,如确有特殊操作需用到特殊符号,应用图例加以说明。

（二）查检表

1. 定　义

查检表是指为了便于收集数据,用很简单的划记、符号或数字填记,并对所收集的数据做进一步统计整理、解析判断,或作为核对、检查用而设计的一种表格或图表,也被称为点检表或查核表。

2. 操作步骤

（1）明确所要观察和记录的事件。

（2）确定要收集的项目。

（3）收集资料。①确定由谁收集资料:由谁收集数据取决于项目的本身和资源。此外,数据收集者须具备充分的时间和必要的知识,方能收集到精确有用的信息。②确定收集资料的期限:数据收集的时间可根据数据发生的特点来制订,可由几个小时至几个月不等。③确定收集资料的方法:数据收集时,可按数据取得的难易程度,根据实际情况进行全部查检或抽样查检。

（4）收集项目数据:由数据收集者按照所设计的表格,在收集期限内,针对每一个项目进行数据收集,并将结果填入表格中,见表3-3-6。

表3-3-6　查检表实例

查检项目＼查检日期	第1天	第2天	第3天	第4天	第5天	第6天	第7天	合　计
项目1	疋	正		正	疋	疋		22
项目2	下	一	丅	正	疋			15
项目3	疋	疋	下	一	丅	丅	下	19
项目4	一	丅	下	一	疋	正	正	21
项目5	一	下	下	下		疋	下	17
合　计	13	15	11	15	14	15	11	94

3. 操作要领

查检表并无固定格式,可根据设计目的而定,但应力求清楚、完整并易于使用。设计原则为简单化,不遗漏记录有用的资料,有利于做统计分析。查检表的设计应注意以下几点。

（1）标题:要明确设计查检的目的,迅速、正确、简易地收集到数据。

（2）时间、期限、频率:明确查检开始时间、查检期限及查检的频率。

（3）地点:要明确在什么地方进行查检。

（4）理由:明确要查检的项目及原因。查检的项目不宜过多,以4～6项为宜,查检的项目应能够清楚陈述,记录时要注意层别。

（5）人员:明确是谁来查检。

（6）方法:要明确用什么方法进行查检及查检的记录方式,记录应尽量避免使用文字,尽可能使用符号,如"正""＋""✓""△""○"或用数字记录,以提高记录效率。

（7）避免记录错误:设计的查检表不会使查检者记录错误,以免影响日后统计分析的真实性。

（8）空位预留:设计时预留一定的空位,方便实际查检中增加栏目。

4. 常见误区

（1）将未查检表放置在工作现场。必须将查检表放置在工作第一现场的醒目处,以便员工需要时及时记录,避免漏记、错记。

（2）将查检表的记录者设定为圈员。查检表的记录者应当是从事此工作的所有员工,因此需要向全体员工宣教查检工作的目的和记录方法。

（三）层别法

1. 定 义

层别法是指为区分所收集的数据中各种不同的特征对结果产生的影响,以个别特征加以分类统计的统计方法。层别法的目的是为了把性质不同的数据和错综复杂的影响因素分析清楚,找到问题症结所在,以便对症下药,解决问题。

2. 操作步骤

（1）确定使用层别法的目的。

（2）确定层别项目。通常需要考虑的层别项目有以下几个方面。①人的区别:性别、年龄、年资、学历、职称及经验等。②设备、装置的区别:型号、年限、状态及连续工作时间等。③材料的区别:供应者、产地、批次及材质等。④操作方法的区别。⑤环境的区别:天气、温度及湿度等。⑥时间的区别:上下午、日夜、季节及操作开始/结束时间等。⑦其他:科室、疾病种类、合并症或并发症种类等。

（3）数据的收集需按照每一层别项目来分类,配合查检表记录,见表3-3-7和表3-3-8。

（4）解析原因,比较差异。

表3-3-7 层别法实例(一)

日期 项目	第1天		第2天		第3天		第4天		第5天		第6天		第7天		合 计
	男	女	男	女	男	女	男	女	男	女	男	女	男	女	
项目1															
项目2															
项目3															
项目4															
项目5															
合 计															

表3-3-8　层别法实例(二)

日期 项目	第1天		第2天		第3天		第4天		第5天		合计
	白班	夜班	白班	夜班	白班	夜班	白班	夜班	白班	夜班	
项目1											
项目2											
项目3											
项目4											
项目5											
合计											

3. 操作要领

(1)层别项目可以根据分层的目的并结合专业知识进行选择,也可以使用其他品管工具(如特性要因图)来科学地分析。

(2)通常配合查检表进行数据收集。

4. 常见误区

(1)分层不够明晰。分层时要符合"互斥"原则,即层与层之间不能相互重叠。

(2)各层之间数据基本无差异。这是由于未科学地分层,要做到同一层内的数据波动尽可能小,层与层之间的数据差别尽可能大。

(四)柏拉图

1. 定　义

柏拉图是根据"关键的少数和次要的多数(80/20原则)"的原理而做的,是指为寻找影响品质的主要原因,用从高到低顺序排列的矩形来表示各原因出现的频率高低的一种图表。柏拉图可以帮助我们找出关键的问题,抓住重要的少数及有用的多数,适用于计数值统计,又被称为排列图。

2. 操作步骤

(1)确定要分析的项目,如造成药品品项差错的原因、造成药品质量检验不合格的原因。

(2)制作查检表,收集数据。

(3)将所收集到的数据按项目发生的次数多少排序,并求出合计次数、百分比及累计百分比。

累计百分比的计算公式:累计百分比=各项累计数/总数×100%

（4）绘制纵轴、横轴,写入必要事项。①横轴表示分类项目,左边纵轴表示次数,右边纵轴表示发生百分率。②左边纵轴最高刻度是发生总数,右边纵轴最高刻度是100%,左边纵轴的最高刻度与右边纵轴的最高刻度在同一条水平线上。③左边纵轴标出衡量分类项目的单位,在定义纵轴和横轴大小的刻度时,原则上可使横轴整体的长度多于纵轴的一倍或两倍。

（5）画柱状图和累计曲线,并在柱状图上标示数值(见图3-3-3)。①将分类项目的名称按其发生次数的多少,由左到右排列在横轴上,如果有"其他"这个项目,应放在最末位(最右边)。②将各分类项目对应左边纵轴刻度绘出直方柱,各直方柱的宽度相同,且彼此间相连,不留间隔,柱和纵轴间也没有间隔。③根据累计百分比数值,在直方柱的右侧绘制出累计百分比的曲线,数值对应右边纵轴。

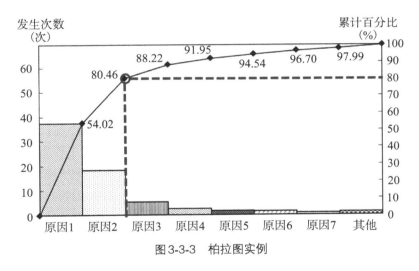

图3-3-3 柏拉图实例

3. 操作要领

（1）应用柏拉图时,找出的改善重点最好占所有项目的20%,不宜过多,否则将失去找出主要因素的意义。如果出现这样的问题,应该思考项目分类是否周全。

（2）当采取对策解决或基本解决主要因素后,原先次要的因素可能会上升为主要因素,在持续改善中可将它作为下一阶段的改善重点。

（3）要制作改善前后的柏拉图对比,应保证左边纵轴一致,这样才能清晰地体现改善幅度,见图3-3-4。

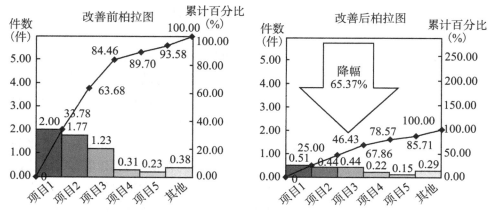

图 3-3-4　改善前后柏拉图对比

4. 常见误区

（1）分析的项目没有从大到小排列。

（2）"其他"这个项目未放在最后一位。

（3）"其他"的数值远大于前面几项。如此,则应把"其他"项继续分割,必要时可结合层别法。

（4）直方柱之间未连接。

（五）亲和图

1. 定　义

亲和图也称KJ法,就是把收集到的大量数据、资料,甚至工作中的事实、意见、构思等信息,按其之间的相互亲和性(相近性)归纳整理,使问题明朗化,并使大家取得统一的认识,有利于问题解决的一种方法。最常用到亲和图的步骤是主题选定。此外,原因的解析、对策的筛选等过程往往也需要用到亲和图。

2. 操作步骤

（1）确定主题:用一个句子来描述主题。因为亲和图是将零散的语言资料按其亲和性进行整合与归类,使问题明确化,因此通常把需要解决的问题作为主题。

（2）收集信息资料:收集资料的方法可以根据主题的不同及当时的实际情况而定,主要有以下几种。①到工作现场收集数据、资料。②查找文献资料或向有经验的同事请教。③可以让圈员把问题带回去思考,在规定时间内,要求每人上交一定数量的信息。④在头脑风暴等形式的圈会中,收集各种语言信息,并用尽可能简明扼要的文字进行整理。

（3）制作资料卡片:此步骤往往与收集信息资料同时进行,把每一条信息资料以简洁的文字写在小卡片(或纸片、便利贴等)上。

（4）排列卡片：即归纳卡片。收集所有人写的资料卡片，将资料卡片摊开在大白纸上或桌面上，务必一览无遗地摊开，由圈成员逐张研读，并且必须多花些时间反复读几次。在读卡片时，找出"好像很相似""好像感觉一样"等有亲近感的卡片并放在一起，这种有亲近感的情形，就被称为有亲和性。此时，由圈长或辅导员引导的效果会更佳。

（5）制作亲和卡：将得到的相近信息的卡片汇总到一张卡片上，即为亲和卡。亲和卡是指将2张或2张以上资料卡所叙述的信息完整地转述、归纳，而不可以超越原来的内容；也可将具有相近意思的亲和卡合并成更大的亲和卡。按以上原则不断合并、归纳，直至得到预计数量的亲和卡，一般为10张以下。此过程中可能有不属于任何亲和卡的资料卡，不必勉强将其归入某张亲和卡，可以让其自成亲和卡。

（6）绘制亲和图：将资料卡和亲和卡按照不同的相互关系用框线划分出来，可用不同样式、不同粗细或不同颜色的框线描绘；也可用箭头等标记来体现不同资料卡、亲和卡之间的相互逻辑关系。亲和图完成后，全体圈员共同讨论，进一步理清其关系，统一认识。

3. 操作要领

（1）在处理所有意见时，必须秉承"自由、平等、包容"的原则。若制作过程中出现太多批评、歧视、抗拒，则很难达到效果。

（2）在亲和图实施过程中，主持人应顾全大局，协调所有人的意见，并以生动有趣的方式实施，才能有更大的收获。

（3）学习亲和图，要以"从型而入，由型而出"的态度，客观地学习，主观地活用，否则可能落入一个个框框和陈规中。

（4）若要在短时间内学会亲和图，则必须做密集式的训练。由有经验者当指导员，在训练时尽量少讲解，对参与者尽量不要加以限制。

（5）在实施亲和图时，不能先入为主，即先指定最大的亲和卡，再分小亲和卡，再加入资料卡。

（6）在归纳亲和卡时，不能仅触及表面意思而未深入至各资料卡的核心。

4. 常见误区

（1）亲和关系界限不够明确。

（2）亲和层级不够清晰。

（3）资料收集范围不够广。资料收集范围不应仅仅局限在圈内，还应包括与主题相关的圈外人员。

（六）特性要因图

1. 定　义

问题的特性总是受到一些因素的影响,通过头脑风暴找出这些因素,并将它们与特性值一起,按相互关联性整理而成的层次分明、条理清楚,并标出重要原因的图形就被称为"特性要因图",又称为"鱼骨图""石川图"或"因果图",见图3-3-5。

2. 操作步骤

（1）列出问题。画出主骨与所要讨论的主题,主题可表示为以"为什么"开头的语句。

（2）确定大原因。按照实际情况确定大原因,可用经典的4M1E（Man,人；Machine,机器；Material,物；Method,方法；Environment,环境）,也可经讨论自行决定,必要时可加入"其他"项,用于发掘前面几个大原因未涉及的项目。大原因可以用方框或其他形状的图形框住,再从框边缘画直线与主骨成60°～80°的交角,然后在与主骨交接的线头上画箭头。

（3）确定中原因。中原因一般是指大原因中容易出现问题的要素,也可描述为一种有问题的现象。中原因不需要画框,可画带箭头的直线与大原因相交,该线一般与主骨平行。

（4）确定小原因。小原因是产生中原因这种现象的本质原因。小原因也不需要画框,可画带箭头的直线与中原因相交,交角一般在45°左右。

（5）圈选要因。可根据经验或投票圈选出主要原因,即要因。解决了这些要因后,通常会发现问题已经基本得到了解决。

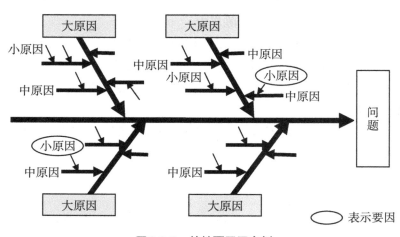

图3-3-5　特性要因图实例

3. 操作要领

（1）在解析阶段,特性要因图的主题来自于现状把握阶段由柏拉图得出的改善重点,有几个改善重点就必须有几个特性要因图。

（2）大原因和中原因一般用词或词组来表达,小原因可用"词或词组＋形容词或副词"的形式来表达。

（3）要因的圈选一般有经验法和评价法。

（4）为了精益求精,可对要因进行真因验证,剔除"伪要因",找到影响问题的真正原因。

4. 常见误区

（1）没有画上箭头记号。

（2）因果关系不明确或放入无关联的原因。

（3）用词笼统含糊。

（4）小原因数量不足或中原因未细分成小原因。

（5）将对策当成原因列入。思考重点应放在"为什么",而不是"如何解决"。

（七）关联图

1. 定　义

关联图是指将"原因—结果"或"目的—手段"等错综复杂的问题,以逻辑方式,从整体性的观点来把握、分析,使关联明确化,然后找出适当对策的一种工具。

2. 操作步骤

（1）确定题目,写出主题。所确定的问题点就是现状把握阶段得出的改善重点之一,必须用明确简洁的语言描述。

（2）考虑问题产生的原因并制作原因卡。圈会组织者要求圈员预先思考,收集资料,运用头脑风暴等方法,寻找原因。每个圈员应该对问题进行反复提问,例如"为何会有这种问题产生?",然后针对提问,将所想出的原因记录下来。在各人所记录的原因中,选出与问题较有关系的原因,收集整理后,用简明通俗的语言表达并做成卡片。

（3）排列卡片,集群组合,将因果关系相近的卡片加以归类。将要讨论的主题摆放在白板的正中心或挂图纸的中间位置。核对每个原因卡,理解其中的内容,将内容类似者靠在一起,在挂图纸或白板上区分成组。

选取5～25张对问题点影响较高的原因卡摆放在问题卡的四周,并留出足够的空间画箭头。将对问题影响较弱的原因卡放在距问题卡较远的区域。

找出一次原因,即直接导致问题(主题)产生的原因,有时一次原因可能有好几个。针对一次原因进行提问,依此找出二次原因、三次原因等。同样,二次原因、三次原因等也同时有好几个,应该分别记录在挂图纸或白板上的相关问题点附近,并以箭头连接。

(4) 用箭头连接原因和结果,尽量以"为什么"发问,寻找因果关系。

(5) 粘贴卡片,画箭头,连接因果关系制作关联图。

(6) 再次检查大致完成的关联图中的原因→结果的关系,要非常有逻辑性,如"因为……所以……",修正图形,讨论不足,修改箭头。

(7) 整理图形,尽量消除或减少交叉箭头,见图3-3-6。

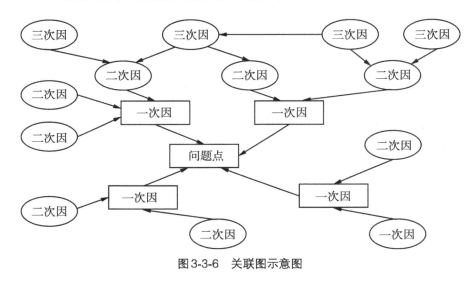

图3-3-6　关联图示意图

3. 操作要领

(1) 可以对每个改善重点都做一幅关联图,也可将本期品管圈的改善主题作为问题点,做一幅整体关联图,以获得整体情况。

(2) 由于不拘形式、可自由表现,不同圈员可能得到不同的图形,但结论应该是一致的。

(3) 图形不能过于复杂,否则容易造成不易了解的后果或遗漏重要信息。

(4) 举出的原因不能太简略,否则就失去了该项工作的意义。

4. 常见误区

(1) 在不适合的解析过程中应用关联图。关联图主要适合错综复杂的关系,不是所有问题解析都适用关联图,不要为了"关联图"而"关联图"。

（2）逻辑关系过于牵强。这样会导致无法发掘问题的真正原因。

(八) 系统图

1. 定　义

系统图就是为了达成目标或解决问题,以"目的—方法"或"结果—原因"层层展开分析,以寻找最恰当方法和最根本原因的图形,见图3-3-7。

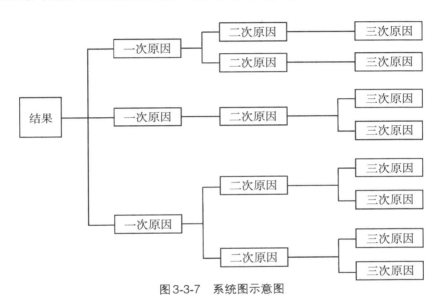

图3-3-7　系统图示意图

2. 操作步骤

（1）确定主题。将想要探寻原因的主题,以粗体字写在卡片上,必须以简洁精练的语言来表示,但要让圈员能够了解句中的含意。主题表现形式应为"为什么会……"

（2）第一次展开。讨论出问题产生的原因,摊开大白纸,将结果写在最左侧的中央,一次找到的原因在其右侧,画线连接。此步骤相当于特性要因图中的大原因。

（3）第二次展开。把第一次展开所讨论出来的原因当做结果,继续讨论。讨论后,将得到的原因写在卡片上。

（4）以同样的方法,将第二次原因当做结果,展开深入讨论,以此不断地往下展开,直到大家认为找到足够多的原因为止。

（5）对找到的原因用评价法等进行筛选。

3. 操作要领

（1）应邀请所有与主题相关的人员共同讨论,群策群力。

（2）及时修正或删除无用的原因或不必要的手段。

（3）系统图和特性要因图的原理相似,可互相转化。

4. 常见误区

（1）原因未充分展开。这样会导致无法拟定对策或所拟定的对策出现偏差。

（2）展开的过程逻辑性不够强。

第四章
循证医学在品管圈活动中的运用

随着科技的进步和人们保健意识的加强,社会对医疗质量提出了更高的要求。在多元化医院经营的激烈竞争中,最关键的是质量竞争。自1992年循证医学(Evidence Based Medicine, EBM)的概念被提出以来,临床医疗模式发生了重大的变化,即由过去的以经验为基础的医疗模式逐渐向循证医学模式过渡,这也对医院质量管理理念提出了新的工作要求。而以证据为基础的医疗服务质量管理体系的构建也必将进一步推动医疗品质的持续提升。本章将系统阐述循证医学及其在医疗质量管理活动中的应用。

第一节　循证医学概述

经典循证医学是一个循证实践的医学过程,强调医生应根据以下几个方面对患者做出诊断和进行治疗。

1. 当前可得的最好临床证据(内部和外部证据)。

2. 结合自己的临床技能和经验。

3. 尊重患者的选择和意愿。

医生和患者最终形成诊治联盟,患者获得当前最好的治疗效果。强调以人为本,患者受益。

一、循证医学的基本要素

1. 实施循证医学的条件

（1）最佳的研究证据。

（2）高素质的医疗团队。

（3）扎实的临床流行病学基础。

（4）现代医疗工作体系。

2. 循证医学实践的类别

（1）作为需求的发起者，提供评价命题或工作任务。

（2）作为证据的提供者，参与收集与评价文献，提供最佳证据。

（3）作为证据分级的评价者，科学评价证据的质量，并说明其意义。

（4）作为证据的应用者，正确、客观、结合实际地应用证据。

3. 循证医学的基石

（1）证据要分级。证据是循证医学的基石，遵循证据是循证医学的本质所在。临床研究者和实践者应尽可能提供和应用当前最可靠的临床研究证据，这是循证医学的关键。循证医学中的证据主要指临床研究的证据，包括病因、诊断、预防、治疗、康复和预后等方面的研究。具体内容详见本节中"二、证据质量分级的演变"。

（2）充分考虑患者的价值观和意愿。当前在临床医学领域中，我们更加强调循证医学应是一种人性化的医学实践方法，在临床决策中仅靠证据还远远不够，应有效地融合患者的价值观及意愿选择。从理论上而言，医生如果严格按照循证医学的实践步骤执行（即提出临床问题、检索相关资料、评价证据、应用证据、后效评价），必将达到满意的治疗结果。但事实真的如此吗？在临床的实践中，我们会产生诸如以下的问题。

医生认为满意合理的治疗方案，患者是否完全同意？

患者对医生提出的方案有无自己的看法？

患者是否可以参与治疗，怎样参与？

因此，循证医学虽然是发端于临床问题的研究，但并不仅限于临床医学，它既要充分承认医生对社会的责任，也必须深刻理解及同情患者的痛苦，而目前的研究结果更倾向于在治疗决策中优先考虑患者的价值观和意愿。同时，我们也必须认识到，临床医疗团队的决定虽然科学，但也包括了许多不肯定因素。而随着社会的发展和生活水平的提高，患者对健康的要求也在不断提高，且越来越趋于个体化。

有鉴于此,21世纪临床医生的职责应是如何使知识或最佳证据个体化,使之适应临床环境和个体患者的需求。

4. 循证医学实践的五步骤

按照图4-1-1所示的五个步骤,可有助于循序渐进地开展循证医学实践。

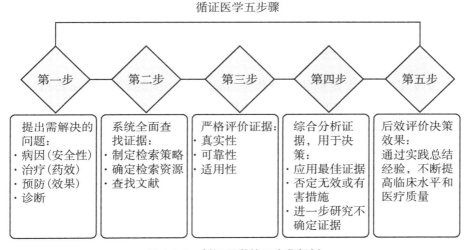

图4-1-1　循证医学的五步骤解析

基于随机对照研究的系统评价是目前国际公认的评价某种治疗方法有效性和安全性的最可靠依据。那么,作为临床医务工作者,在临床医疗中如何实践运用最可靠的依据呢?

(1)提出临床问题。针对临床实践中存在的或患者提出的具体临床问题,明确用系统理论知识和经验不易解决该问题的困难所在,即明确面临要解决的是什么问题。

(2)全面收集有关证据。按照临床问题确定的PICOS(P: Population,人群;I: Intervention,干预措施;C: Comparison/Control,对照;O: Outcome,结果;S: Study Design,研究类型),进行全面的证据收集,即应用电子网络检索系统和期刊检索系统以及有关数据库,从检索的相关文献中找出与所提出的临床问题关系密切的资料,用于分析评价。

(3)严格评价证据。应用循证医学相关质量评价标准或用临床流行病学的评价标准,对收集到的有关文献从证据的真实性、可靠性、临床价值及其适用性等方面做出具体评价,得出确切结论用以指导临床决策。如果收集到的合格文献有多篇,如符合条件则可做系统评价,这样评价的结论更为可靠。

（4）用证据解决提出的问题。将经过严格评价而获得的真实可靠并有临床应用价值的最佳证据用于指导临床决策,服务于临床。而目前尚无定论但有成功希望的治疗措施则可作为进一步研究的方向。

（5）重视后效评价。通过反复临床实践,临床医务工作者对运用证据成功的经验或不成功的教训都要进行具体分析和评价,以提升学术水平、持续改进医疗质量。

二、证据质量分级的演变

1979年,加拿大定期体检工作组（the Canadian Task Force on the Periodic Health Examination, CTFPHE）首次对研究证据进行系统分级并给出推荐意见。到现如今,循证医学证据已经历了最初针对有效性的老五级分级（见表4-1-1）,2001年英国循证医学中心修订的过渡阶段的混合新五级分级（见表4-1-2）,到2004年美国学者提出的新九级分级（见表4-1-3和图4-1-2）等阶段。新九级证据遵从循证医学对临床指导价值的原则,前6级涉及人体病例研究,将创意、论述、观点等典型的专家意见归为第七级的专家证据,从上到下体现了有效性评价对临床的指导价值从大到小。以上都是从研究者的角度和设计质量方面来评价证据的好坏,而忽略了执行过程的质量评价。2000年,世界卫生组织（the World Health Organization, WHO）组织证据分析专家用4年的时间推出了一个简单的推荐分级的评价、制定与评估（Grading of Recommendation Assessment, Development and Evaluation, GRADE）标准,这是一个从使用者角度制定的综合性证据质量和推荐强度标准,易于理解,方便使用,已被WHO、Cochrane协作网等众多国际组织和协会采纳,成为证据发展史上的一个标志。2008年,GRADE工作组对GRADE系统做出补充说明。从证据质量的评价到不同推荐强度的表述,实现了从证据研究到证据使用的跨越。证据质量与推荐强度分级的演进见表4-1-4。

表4-1-1　循证医学老五级证据质量分级

级　别	内　容
Ⅰ级	收集所有质量可靠的随机对照试验后做出的系统评价或Meta分析结果；大样本多中心随机对照试验
Ⅱ级	单个大样本的随机对照试验结果

续表

级　别	内　容
Ⅲ级	设有对照但未用随机方法分组的研究,如病例对照研究和队列研究
Ⅳ级	无对照的系列病例观察
Ⅴ级	专家意见、描述性研究、病例报告

表4-1-2　循证医学新五级证据质量分级

级　别	内　容
1a	同质随机对照试验的系统综述
1b	单个随机对照试验(可信区间窄)
1c	全或无病案系列
2a	同质队列研究的系统综述
2b	单个队列研究(包括低质量随机对照试验,如随访<80%)
2c	结果研究,生态学研究
3a	同质病例对照研究的系统综述
3b	单个病例对照
4	病例系列研究(包括低质量队列和病例对照研究)
5	基于经验、未经严格论证的专家意见

表4-1-3　循证医学新九级证据质量分级

级　别	内　容	级　别	内　容
一级	系统评价和Meta分析	六级	病例报告
二级	随机对照双盲研究	七级	论述、观点
三级	队列病例研究	八级	动物研究
四级	病例对照研究	九级	体外研究
五级	系列病例研究		

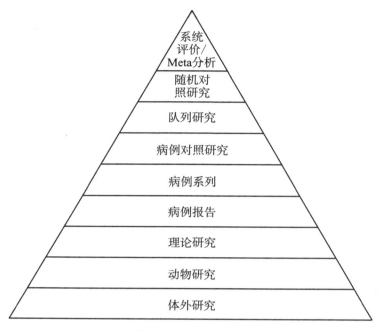

图4-1-2　证据金字塔

表4-1-4　证据质量与推荐强度分级的演进

时　间	国　家	制定者	分级	特　　点	用　途
1979年	加拿大	CTFPHE	三级	首次基于试验设计对研究证据进行分级	预防体检
1986年	加拿大	Sackett	五级	考虑证据质量	临床用药
1992年	美国	AHCPR	四级	纳入Meta分析	临床指南
1996年	英国	NEEBGDP	三级	纳入系统评价	临床指南
2001年	英国	SIGN	八级	同时将系统评价、Meta分析与随机对照研究作为最高证据	临床指南
2001年	美国	SUNY Downstate Medical Center	九级	纳入动物实验和体外研究	临床指南
2001年	英国	CEBM	五级	提出分类概念,拓展到治疗以外的七个领域	卫生保健
2004年	国际	GRADE	四级	研究的设计、质量、结果一致性的证据的直接性	卫生保健

续表

时　间	国　家	制定者	分　级	特　点	用　途
2004年	中国	李幼平等	五级	探索非医药领域分级	科学研究
2005年	美国	Aragon	四级	针对动物研究分级	基础研究
2006年	中国	李幼平等	五级	探索决策与管理领域证据分级	政府决策

注：AHCPR：the Agency for Health Care Policy and Research，美国卫生决策与研究管理局（美国卫生保健政策研究所）；NEEBGDP：the North of England Evidence Based Guideline Development Project，英格兰北部循证指南制定项目；SIGN：the Scottish Intercollegiate Guidelines Network，苏格兰院际指南网络；SUNY：the Down-state Medical Center，纽约州立大学南部医学中心；CEBM：the Center for Evidence Based Medicine，循证医学中心。

三、GRADE简介及应用

2004年，WHO正式推出了GRADE证据质量分级和推荐强度系统（即GRADE系统），并成为证据发展史上的里程碑事件。GRADE现已被WHO、Cochrane协作网等58家组织或协会采用。

GRADE将证据质量定义为在多大程度上能够确信疗效评估的正确性；将推荐强度定义为在多大程度上能够确信遵守推荐意见利大于弊。证据质量可分为高、中、低和极低四级，推荐强度分为强、弱两级，具体描述见表4-1-5。

表4-1-5　证据质量与推荐强度分级

分　级		具体描述
证据质量分级	高（A）	我们非常确信真实疗效接近估计疗效
	中（B）	我们对估计疗效的信心一般：真实疗效有可能接近估计疗效，但也有可能差别很大
	低（C）	我们对估计疗效的信心有限：真实疗效可能与估计疗效有很大差别
	极低（D）	我们对估计疗效几乎没什么信心：真实疗效很可能与估计疗效有很大差别
推荐强度分级	强（1）	明确显示干预措施利大于弊或弊大于利
	弱（2）	利弊不确定或无论质量高低的证据均显示利弊相当

1. GRADE 系统的特点

相对于之前众多标准,GRADE 系统的主要特点和优势体现如下。

(1)由一个具有广泛代表性的国际指南制定小组制定。

(2)明确界定了证据质量和推荐强度。

(3)清楚评价了不同治疗方案的重要结局。

(4)对不同级别证据的升级与降级有明确、综合的标准。

(5)从证据到推荐全过程透明。

(6)明确承认价值观和意愿。

(7)就推荐意见的强弱,分别从临床医生、患者、政策制定者角度做了明确实用的诠释。

(8)适用于制作系统评价、卫生技术评估及指南。

2. 影响证据质量和推荐强度的因素

GRADE 系统将影响证据质量的因素归结为八个方面,包括五个可能降低证据质量的因素和三个可能增高证据质量的因素,见表4-1-6。而影响推荐强度的因素则包含四个方面,具体见表4-1-7。

表 4-1-6　影响证据质量的因素

可能降低证据质量的因素及其解释	
偏倚风险	包括分配隐藏缺失、盲法缺失(特别是结局指标为主观性指标且对其评估极易受偏倚影响时)、失访过多、未进行意向性分析、观察到疗效就过早终止试验或未报道结果(通常是未观察到疗效的一些研究)
不一致性	不同研究间大相径庭的疗效评估(异质性或结果的差异)意味着各种疗法的疗效确实存在差异。差异可能源于人群(如药物对重症人群的疗效可能相对显著)、干预措施(如较高药物剂量会使疗效更显著)或结局指标(如随着时间推移,疗效降低)。当结果存在异质性而研究者未能意识到并给出合理解释时,证据质量亦降低
间接性	有两类。第一类间接证据,如欲比较两种活性药物的疗效时,尽管可能没有两种药物直接比较的随机对照试验,但可能存在两种药物均与同一种安慰剂比较的随机对照试验,通过这样的试验便可进行两种药物疗效的间接比较,但提供的证据质量比两种药物直接比较的随机对照试验要低。第二类间接证据包括人群、干预措施、对照措施、预期结局及相关研究中诸如此类的元素
精确性	当研究纳入的患者和观察事件相对较少而致可信区间较宽时,将降低该研究的证据质量
发表偏倚	若研究者未能发表研究(通常是阴性结果的研究)时,则证据质量亦会减弱。典型情况是当公开的证据仅局限于少数试验而这些试验全部由企业赞助时,不得不质疑发表偏倚的存在

续表

可能增高证据质量的因素及其解释	
效应值很大	当方法学严谨的观察性研究显示疗效显著或非常显著且结果一致时,将提高其证据质量
可能的混杂因素会降低疗效	如私立营利性医院的患者死亡率低于非营利性医院。可能的偏倚来源之一与两种医院的患者疾病严重程度不同有关,而非营利性医院患者的病情很可能比营利性医院严重。因此,在某种程度上,残余混杂的存在可引起不利于非营利性医院的有偏结果
剂量-效应关系	给药的药量和引起的效应大小之间有明显的关联

表 4-1-7　影响推荐强度的因素

因　　素	说　　明
证据质量	证据质量越高,越适合制定一个强推荐,反之亦然
利弊平衡	利弊间的差别越小,越适合制定一个强推荐,反之亦然
价值观和意愿	患者之间的价值观和意愿差异越小或不确定性越小,越适合制定一个强推荐,反之亦然
成本	一项干预措施的花费越低,消耗的资源越少,越适合制定一个强推荐,反之亦然

四、德尔菲法共识决策程序

1. 德尔菲法简介

德尔菲法(Delphi Method),又称专家规定程序调查法或专家函询调查法,是指采用背对背的通信方式征询专家小组成员的预测意见,由调查者拟定调查表,按照既定程序,以函件的方式分别向专家组成员进行征询;而专家组成员又以匿名的方式(函件)提交意见,即要求团队成员之间不得互相讨论,不发生横向联系,只能与调查人员联系。德尔菲法通过问卷的反复填写,搜集各方意见形成共识,从而构造团队沟通流程,这是一种可以应对复杂任务难题的管理技术。经过多轮征询,使专家小组的预测意见趋于集中,最后做出符合未来发展趋势的预测结论,即最后获得具有很高准确率的集体判断结果。

2. 工作流程

在德尔菲法的实施过程中,主要参与人员包括预测的组织者和被选的专家。首先应注意的是,德尔菲法中的调查表与通常的调查表有所不同,它除了有通常调查表向被调查者提出问题并要求回答的内容外,还兼有向被调查者提供信息的责任。德尔菲法的工作流程大致可以分为四个步骤。在每一步中,组织者与专家都有各自不同的任务。下面以较为常用的四轮调研为例,对整个工作流程进行说明。

(1)开放式的首轮调研:①由组织者发给专家的第一轮调查表是开放式的,不带任何约束,仅提出预测问题,请专家围绕预测问题提出预测事件,由此避免限制太多而造成重要事件的遗漏。②组织者汇总整理专家调查表,归并同类事件,排除次要事件,用准确术语提出一个预测事件一览表,并将其作为第二步的调查表发给专家。

(2)评价式的第二轮调研:①专家对第二步调查表所列的每个事件做出评价。例如,说明事件发生的时间、争论问题和事件或迟或早发生的理由。②组织者统计处理第二步专家意见,整理出第三张调查表。第三张调查表包括事件、事件发生的中位数和上下四分点,以及事件发生时间在四分点外侧的理由。

(3)重审式的第三轮调研:①发放第三张调查表,请专家重审争论。②对上下四分点外的对立意见做一个评价。③给出自己新的评价(尤其是在上下四分点外的专家,应重述自己的理由)。④若修正自己的观点,应叙述改变理由。⑤组织者回收专家们的新评论和新争论,与第(2)项中第②步类似地统计中位数和上下四分点。⑥总结专家观点,形成第四张调查表。其重点在于争论双方的意见。

(4)复核式的第四轮调研:①发放第四张调查表,专家再次评价和权衡,做出新的预测。而是否要求做出新的论证与评价,取决于组织者的要求。②回收第四张调查表,计算每个事件的中位数和上下四分点,归纳总结各种意见的理由以及争论点。

值得注意的是,并不是所有被预测的事件都要经过上述四轮调研。某些事件可能在第二轮调研就达到统一了,而不必在第三轮调研中出现;某些事件可能在第四轮调研结束后,专家对各事件的预测仍然难以达到统一,但即使不统一也可用中位数与上下四分点来做结论。并且,总会有些事件的预测结果难以统一。

3. 专家组的选择

建立一个完备的评价专家库是形成德尔菲法专家组的前提。一般来说,在形成专家组的过程中,要充分考虑专家各自的特长以及德尔菲法的应用类型,对于不用的应用类型及相关环节,要充分注意专家在"精"和"广"两方面的权衡。例如,在某些特定环节应用中,专家的选择注重"精深化",强调专业上的深度;而在全程应用中,专家的选择就要相对"广泛化"。

专家库同时又是一个信息库,由以下两部分信息构成,即基本信息和辅助信息。专家的基本信息包括姓名、年龄、学历、学位、研究方向、特长及所从事的工作等,而专家的特殊信息主要指代表性研究成果、承担课题的情况及获奖情况等。基本信息是整个专家库的核心部分,特殊信息是辅助部分。专家库应具有归并、检索功能,可根据不同的检索要求灵活做出反应,并能输出库中所有满足检索要求的专家。因此,在构建基本信息时,应尽可能使用统一的信息语言。特殊信息部分较灵活,可根据不同专家具体情况进行描述,这样有助于后期德尔菲法实施过程中专家组的筛选,从而满足不同类型预测工作的要求。

4. 德尔菲法实施注意事项

为避免专家组成员之间互相影响,在德尔菲法实施过程中,要求由专家单独提出意见,主要注意事项如下。

（1）为专家提供充分的信息,使其有足够的根据做出判断。

（2）所提的问题应是专家能够回答的问题。

（3）允许专家粗略地估计数字,不要求精确;但可以要求专家说明预计数字的准确程度。

（4）尽可能将过程简化,不问与预测无关的问题。

（5）保证所有专家能够从同一角度去理解员工分类和其他有关定义。

（6）向专家讲明预测对医院和科室的意义,以争取它们对德尔菲法的支持。

五、循证医学常用工具及数据资料简介

（一）循证医学的常用工具

1. 文献管理软件 EndNote/NoteExpress

EndNote 是由 Thomson Corporation 下属的 Thomson ResearchSoft 开发的。Thomson ResearchSoft 以学术信息市场化和开发学术软件为宗旨。Thomson Corporation 总部位于美国康涅狄格州的斯坦福德。EndNote 是 SCI（Thomson Scientific 公司）的官方软件,支持国际期刊的参考文献格式有3776种,能直接连

接上千个数据库,并提供通用的检索方式,显著提高科技文献的检索效率。其主要功能如下。

(1)在线搜索文献:直接从网络搜索相关文献并导入到 EndNote 的文献库内。

(2)建立文献库和图片库:收藏、管理和搜索个人文献、图片和表格。

(3)定制文稿:直接在 Word 中格式化引文和图形,利用文稿模板直接书写符合杂志社要求的文章。

(4)引文编排:可以帮助我们自动编辑参考文献的格式。

NoteExpress 是由北京爱琴海软件公司开发的一款专业级别的文献检索与管理系统。其核心功能涵盖"知识采集,管理,应用,挖掘"的知识管理的所有环节。

EndNote 和 NoteExpress 两者存在很多共同之处,如:

(1)根据杂志的要求自动生成参考文献。

(2)随时调整参考文献的格式。使用这些软件可以在需要的时候随时调整参考文献的格式。

(3)方便自己查找文献。可以把自己读过的参考文献全部输入到这两个软件里,这样在查找的时候就非常方便。

(4)参考文献库一经建立,以后在不同文章中做引用时,既不需重新录入参考文献,也不需仔细地人工调整参考文献的格式。

(5)对文章中的引用进行增、删、改以及位置调整都会自动重新排好序。

(6)与 Word 实现真正协同功能。

但两个软件在不同方面各有优劣,例如,EndNote 在线查找比 NoteExpress 方便,在线数据库比 NoteExpress 多,参考文献在很多情况下可以直接从网上下载导入库中;而 NoteExpress 的优势主要在于更符合国内用户需求,如中文界面、CNKI 可以直接导入、纳入了许多国内杂志的格式,同时还可将文献进行分类等。

2. 系统评价制作软件

常见的系统评价制作软件有 RevMan、STATA、SAS、SPSS 及 Excel。而 RevMan(Review Manager)软件是国际 Cochrane 协作网制作和保存 Cochrane 系统评价的一个程序,由北欧 Cochrane 中心制作和更新,见图 4-1-3。该软件的主要特点是可以制作和保存 Cochrane 系统评价的计划书和全文,对录入的数据进行 Meta 分析,并以森林图(Forest Plot)的形式显示。

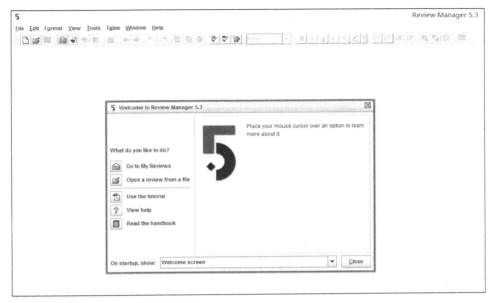

图4-1-3 RevMan工作界面

3. 证据评价及分级软件

2004年,GRADE工作组首次介绍了GRADE系统方法学,并随后推出了一款简易、透明的软件——GRADEprofiler(GRADEpro),大大方便了GRADE系统方法学的应用。10多年来,GRADE系统方法学得到了广泛推广与应用,在证据分级和指南制定过程中发挥了越来越重要的作用。为适应计算机网络的飞速发展,使GRADE系统证据分级及推荐强度方法学更加便捷地被推广和使用,GRADE工作组于2013年正式推出了一款在线工具——Guideline Development Tool(GRADEpro GDT,也简称GDT),即循证实践指南研发工具,见图4-1-4,希望通过GDT致力于将干预和诊断类实践指南制定过程中的重要数据和流程进行整合,更方便研究者使用。同时,GRADE工作组宣布,后期将逐步停止GRADEpro软件的更新,完善和推广在线工具GRADEpro GDT。GDT与GRADEpro的比较分析见表4-1-8。因此,掌握GRADEpro GDT的使用方法对于系统评价的证据分级以及循证指南的制定是十分重要的。

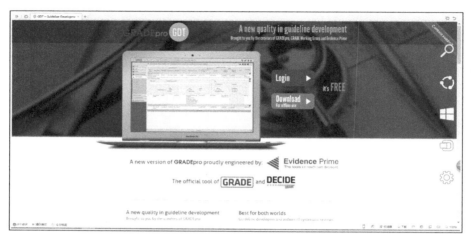

图4-1-4　GDT工作界面

表4-1-8　GDT与GRADEpro的比较分析

	比较类别	GRADEpro GDT	GRADEpro
相同点	分级原理	两者都是GRADE分级方法	
	费用情况	两者都是免费开放获取的	
不同点	适用范围	适用于干预和诊断试验系统评价	主要针对干预性系统评价
	语言	英文和中文	英文
	便得性	需要网络	不依赖网络
	结果呈现	只有一种呈现方式	有三种结果呈现方式

（二）国内循证医学常用数据库资源

1. 中国知网（the China National Knowledge Infrastructure，CNKI）
http://www.cnki.net/

目前,CNKI已建成了中国期刊全文数据库、优秀博硕士学位论文数据库、中国重要报纸全文数据库、重要会议论文全文数据库及科学文献计量评价数据库系列光盘等大型数据库产品。中国期刊全文数据库为其主要产品之一,分为理工A（数理化天地生）、理工B（化学化工能源与材料）、理工C（工业技术）、农业、医药卫生、文史哲、经济政治与法律、教育与社会科学、电子技术与信息科学9个专辑,126个专题文献数据库。网站及数据库交换服务中心每日更新,各镜

114

像站点通过互联网或光盘来实现更新。

2. 中文科技期刊数据库/维普数据库（VIP）　http://www.cqvip.com/

维普数据库按照中国图书馆图书分类法进行分类，所有文献被分为7个专辑——自然科学、工程技术、农业科学、医药卫生、经济管理、教育科学和图书情报，7大专辑又进一步被细分为27个专题。

3. 万方数据知识服务平台(WanFangData)　http://www.wanfangdata.com.cn/

万方数据知识服务平台集纳了涉及各个学科的期刊、学位、会议、外文期刊及外文会议等类型的学术论文、法律法规、科技成果、专利、标准和地方志。期刊论文：全文资源，收录自1998年以来国内出版的各类期刊6000余种，其中核心期刊2500余种，论文总数量达1000余万篇，每年约增加200万篇，每周两次更新。

4. 中国生物医学文献数据库（CBMDisc）　http://cbmwww.imicams.ac.cn/

中国生物医学文献数据库收录了自1978年以来1600多种中国生物医学期刊以及汇编、会议论文的文献题录，总计340余万条记录，年增长量约为40万条。学科范围涉及基础医学、临床医学、预防医学、药学、口腔医学、中医学及中药学等生物医学的各个领域。全部题录均根据美国国立医学图书馆最新版《医学主题词表》(MeSH词表)和中国中医研究院图书情报研究所新版《中医药学主题词表》进行了主题标引，并根据中国图书资料分类法进行分类标引。

5. 其　他

（1）中国科学引文数据库（Chinese Science Citation Database，CSCD）：网站为http://sdb.csdl.ac.cn/index.jsp。

（2）全国中西日俄文期刊联合目录数据库：网站为http://union.csdl.ac.cn/Union/index.jsp。

（3）Medch：网站为http://www.medch.cn/。Medch数据库可提供外文文献的检索和全文传递服务，包括外文文献检索、外文期刊导航、外文书籍导航、医学翻译和药品说明书等。

（三）国外循证医学常用数据库资源

1. PubMed　http://www.ncbi.nlm.nih.gov/PubMed/

PubMed是互联网上最著名的免费Medline数据库，由美国国立医学图书馆的生物信息技术中心（the National Center for Biotechnology Information，NCBI）提供，网址为http://www.ncbi.nlm.nih.gov/PubMed/。该系统于1997年开始使用，与以往的Medline光盘数据库相比，收录范围广、更新速度快、界面友好。

2. MEDLINE　http://medline.cos.com/

MEDLINE 是由美国国立医学图书馆（the National Library of Medicine, NLM）开发的当今世界上最具权威性的文摘类医学文献数据库之一。MEDLINE 包括了美国《医学索引》（*Index Medicus*）、《国际护理索引》（*International Nursing Index*）和《牙科文献索引》（*Index to Dental Literature*）等检索内容。

3. isiknowledge/SCI　http://www.isiknowledge.com/

SCI 收录最重要的学术期刊和论文的参考文献，并进行索引。其覆盖基因与遗传、地球科学、免疫学、材料科学、数学、医学、微生物学、神经科学、肿瘤学、儿科学及药理学与制药等 150 多个学科领域。而 Social Sciences Citation Index（SSCI）是多学科综合性社会科学引文索引，全面收录 1800 多种社会科学期刊，也收录 Science Citation Index Expanded 所收录的期刊中涉及社会科学研究的论文。

4. EMBASE　http://www.embase.com/

EMBASE 是全球最大、最具权威性的生物医学与药理学文献数据库。EMBASE 是由 Elsevier 推出的，针对生物医学和药理学领域信息所提供的基于网络的数据检索服务。EMBASE 收录文献内容广泛，不仅包括基础和临床医学，还包括与医学相关的许多领域，如药物研究、药理学、药剂学、药物副作用、毒物学、生物工艺学、保健策略与管理、药物经济学、医疗公共政策管理、公共职业与环境卫生、药物依赖性及滥用、精神科学、替代与补充医学、法医学和生物医学工程等。

5. The Cochrane Library

The Cochrane Library 汇集了关于医疗保健治疗和干预有效性的研究。它是循证医学的黄金标准，并且提供有关最新医疗的最客观信息。The Cochrane Library 被对循证医疗保健感兴趣的人群广泛使用，包括消费者、临床医师、决策者、研究人员、教育家、学生和其他人士。根据使用目的、感兴趣领域、专业水平和所希望的资料详细程度的不同，每个人群使用信息的方法也有所不同。Cochrane Reviews 作为高质量和可靠的健康信息源已经享誉国际，很多团体和组织也已开始翻译、使用和传播 Cochrane Reviews 以及由其衍生的信息，包括临床指导方针和健康技术评估机构、电子数据库、期刊及与健康相关的网站。

Cochrane Library 包括了 6 个高质量的独立证据数据库和 1 个介绍 Cochrane Collaboration 的数据库，如 Cochrane Database of Systematic Review（系统评价数据库）、Cochrane Central Register of Controlled Trials（临床对照试验数据库）、Cochrane Methodology Register（方法学注册）、Health Technology Assessment

Database(卫生技术评估数据库)及 NHS Economic Evaluation Database(NHS 经济评估数据库)等。

6. ClinicalTrials.gov

ClinicalTrials.gov 网站是由美国卫生研究所(the National Institutes of Health, NIH)下属国家医学图书馆运作的一个注册库,收录了全球由国家拨款或私募经费资助的各项试验目录。创建该库的初衷是为了帮助那些致命性疾病患者找到有意愿参与的合适试验项目。自此以后,该库的用途越来越多,用户类型也多种多样。美国 ClinicalTrials.gov 网站的试验注册对国内外注册用户均不收费,只要能上网,任何人都可以免费使用该注册库。

7. 其他数据库资源

(1) Wiley InterScience:网址为 http://www.interscience.wiley.com/。

(2) 美国 EBSCO(英文文献期刊):网址为 http://ejournals.ebsco.com。

(3) ProQuest:网址为 http://proquest.umi.com/login。

(4) Drug Information Fulltext:网址为 http://www.ovid.com/site/catalog/DataBase/48.jsp。

(5) IPA (International Pharrmaceutical Abstract):网址为 http://www.ipa.org/。

(6) LWW(Lippincott, Williams & Wilkins):网址为 http://www.lwwonline.com/。

(7) HMIC(Health Management Information Consortium):网址为 http://www.ovid.com/site/catalog/DataBase/99.jsp。

(8) King's Fund Database(KF 数据库):网址为 www.kingsfund.org.uk。

(9) BP(BIOSIS Previews):网址为 http://ovidsp.tx.ovid.com/。

(10)《科学在线》(Science Online):网址为 http://www.sciencemag.org/。

(11) Sciencedirect:网址为 http://www.sciencedirect.com/ http://elsevier.lib.tsinghua.edu.cn/。

(12) Cell Press:网址为 http://www.cell.com/cellpress。

(13) 荷兰 OVID(英文文献期刊):网址为 http://gateway.ovid.com。

(14) Kluwer:网址为 www.springerlink.com/。

(15) Blackwell:网址为 www.blackwell-synergy.com。

(16)《不列颠百科全书》(Encyclopedia Britannica, EB):网址为 http://search.eb.com。

（17）BMJ（British Medical Journal）：网址为http://www.bmj.com/。

（18）OUP全文数据库：网址为www.oxfordjournals.org。

（19）Springer：网址为www.springer.com。

（20）S.Karger：网址为http://www.karger.com/。

第二节　循证医学与医院品管圈

卫生体制改革逐步深化也带来了很多机遇与挑战，医院质量管理新近也出现了许多研究热点。它们是医院持续不断关注质量的结果，是医院信息化建设同步推进的结果，也是不断学习和引进国外先进管理理念的结果，更是医院为适应日益激烈的市场竞争而探索出路的必然。循证医学与品管圈的有机结合不仅促进了医疗质量的持续改进，更进一步推动了现代医学的发展。

一、循证医学促进医疗质量管理的学科发展

现代医学的发展和循证医学的出现，逐渐使我们的医学模式走出单独依靠经验的误区。当前，循证医学已成为制定医疗技术规范和指南的重要技术手段，如WHO、英国国家卫生与临床优化研究所（the National Institute for Health and Clinical Excellence，NICE）等国际组织均采用循证医学相关技术手段制定指南，其中心思想是负责、明确地利用已有的最好证据来决定每个患者的诊治，其目的是要把最新研究成果与临床实践相结合。它强调以国际公认的大样本随机对照试验和系统评价结果作为评价研究证据的真实性和可靠性的最基本依据，促进了临床医疗决策的科学化，成为临床医学发展的必然。另外，循证医学的发展对医院质量管理的影响也将是深远的。一方面，循证医学可提供可靠的科学信息，促进决策科学化，如科学制定医院质量技术标准、科学进行卫生技术评估及卫生政策决策；另一方面，"循证"思想的应用也将促进循证管理的产生，加快医院管理的科学化进程。

循证医学的原则和方法强调在全面的调查研究、借鉴、总结和充分证明的基础上，提出科学的、可操作的和效果显著的方案。这既促进了诊疗行为的规范化，又增进了医务人员相互协作、医患沟通，同时也通过不断的分析评价，进行持续改进，全面提升医疗质量管理的品质和内涵。

二、循证医学理念在医院品管圈活动中的导入

医院品管圈活动作为提升医疗服务管理质量的一个有效工具,其实质是在科学解决一个个现场问题的基础上逐步提升整体医疗品质的过程。而循证医学实践也是一个不断发现问题、解决问题的过程,循环进行且不断提高,在促进临床工作者不断提高自身的过程中提升医疗服务水平,即医院品管圈活动与循证医学实践的工作思路不谋而合。因此,为丰富当前品管圈活动的内涵,增强医院品管圈活动的认可度和学术含金量,在品管圈活动过程中引入循证医学的理念变得迫切而重要。

1. 多科学协同团队的组建

随着医院品管圈活动的不断深入,简单的一线现场问题一般通过早期的品管圈活动已基本得到解决。因而,当前医院品管圈活动往往需要解决医院质量管理中更深层次、更复杂的问题,同时会涉及多个部门,因此如何有效组建跨学科的圈团队显得尤为重要。对于这一类型圈团队的组建,我们可以引入循证指南团队构建的思路。首先,确定该圈活动中的利益相关者,即可能牵涉的部门,进行小组讨论,确定需要参与的学科及相应权重,并明确是否需要职能部门领导的介入。在此基础上,确定团队的具体成员,如与用药相关主题的品管圈,一般圈成员的组成应包括药学技术人员、临床医学、护理专业人员、信息技术人员及医务等行政职能部门。而对于该类主题的圈成员的组建,我们还可以参考循证指南制定的团队构成,进一步考虑在全程或者某一环节中加入卫生经济学家、患者或其照顾者、系统综述专家等,以加强品管圈活动实施的可行性和适用性。此外,除圈长外,还可设立类似于"项目经理"或"协调秘书"的职能位置,保障多学科圈团队的顺利运作。

2. 对策拟定及实施中相关技术标准的制定

以临床用药技术标准制定为例,传统临床药学实践对证据收集的重视程度不够,或常常存在证据收集不系统、不全面的问题。在标准制定过程中,通常以散在的药物临床研究资料、药代动力学研究资料等为决策依据,凭经验并借助治疗药物监测(Therapeutic Drug Monitoring,TDM)结果参与临床药物治疗;用药决策通常建立在非系统观察的临床经验基础上,即建立在对发病机制和病理、生理知识理解的基础上,建立在对专家和经验依赖的基础上。当前,帮助用药决策的信息来源广泛,包括参考书、药品说明书、药品信息汇编、国家药物目

录、基本药物、治疗指南、处方集、药品信息数据库、杂志及网络信息等。但不是所有信息都能成为高质量证据，这些信息需要经过评价后确认，再分级、分类使用，同时写进用药指南，便于推广和普及。而引入循证医学，通过全面的文献检索、综合、评价等一系列过程，借鉴循证医学关于证据级别和证据推荐强度的评价标准，尤其是防治性干预的证据分级和推荐级别，如传统的五级证据、九级证据及GRADE标准，可以为医院品管圈活动相关用药技术标准的制定提供科学且可靠的依据，提高临床的认可度和实践的可行性。

3. 活动成果的科技转化

鉴于循证医学在医学界的广泛认可度和学术影响力，品管圈活动中循证医学的有效实践将极大提升活动本身的学术内涵，并为后期成果的转化奠定基础。以医疗质量相关管理流程的改善为例，通过循证医学在品管圈中的应用，可以将当前科研成果、临床经验与患者的需求联系起来，通过解决实际问题，实现理论与实践的升华，在提高流程工作质量的同时，也为后期高质量学术论文的发表、知识产权的申报增加了成功的筹码，极大地调动了圈成员的工作积极性。此外，对于没有文献证据支持或证据支持不足而医疗实践中又迫切需要的相关技术标准、流程的制定及改善，通过"无证、创证、用证"的工作思路，可以实现相关品管圈活动在创新课题立项等方面的突破，这对于课题达成型的新型品管圈活动尤为适用。

4. 证据、现状与意愿的平衡

以品管圈活动中相关医疗技术标准的制定为例。在当前新的医疗技术标准制定过程中，循证医学的思想其实已渗透至整个过程的各个环节。如适用性问题，由于循证医学实践过程中往往以临床试验研究结果为依据，然而临床试验研究的对象在地域性、受试人群的种群、所在国家的经济状况、医疗技术水平及卫生医保政策等方面都存在一定的差异，即有证据的治疗手段对当地患者不一定安全有效，而有效且安全的治疗由于经济、医疗水平方面的限制不一定能够被接受，这就要求我们在医院品管圈活动中一定要用辩证的思维对待证据，除证据的质量等级外，需充分考虑证据的来源，及本国、本地区甚至是本医疗单位的综合技能水平及患者的经济负荷能力，同时在技术标准的制定过程中还应充分评估实践对象——患者的意愿，做到证据、现状和意义三者的平衡，避免片面地过分强调证据，以使循证医学理念在品管圈活动中得到充分的渗透和体现。

第三节 循证医学方法学
在医院品管圈活动各环节中的应用

一、主题选定

品管圈的主题选定是指品管圈圈员通过讨论、投票等多种方法从各个备选主题中为本期活动选择一个合适的题目。备选主题通常来源于实际工作中经常发生的问题。所谓"问题",是指现状(现有水准)与应有状态或目标间的差距。在实际操作中,能否选定一个适合的主题往往是决定品管圈改善活动能否取得最佳效果的关键因素之一。而对于医院品管圈选定的主题,当前存在一系列问题,如:主题过于复杂,花费了大量时间、精力仍然无法达成质量改进的目的;主题重复,在同一周期内未借鉴相同、相似主题品管圈的标准化经验。其实,在提出问题阶段,引入循证医学的理念对于一些品管圈主题的选定可以起到事半功倍的效果。此外,通过系统地搜寻国内外数据库,结合活动主题查阅有关文献,在全面了解同行对该主题的研究实践情况的基础上,评估该主题改善的可行性,避免上述提到的主题选定的相关问题,这不仅能为主题选定过程中评价的实施提供更为可靠的依据,还可为后期相关步骤的实施提供参考。

以滴水圈第四期主题选定为例,在确定选题方向(即主题改善型:提高药物使用安全性)后,如何确定一个具体的品管圈活动主题,成为圈成员共同面临的问题。在这个过程中,我们通过对主题进行逐一的文献检索,提交给圈会进行讨论确定。由于化疗药物在杀伤或抑制癌细胞的同时,对正常组织器官有损害或毒性作用,因此使用过程中若发生不良事件将会对患者和医务人员的身心造成极大的损害。经过检索,我们发现在不经专项管理前,化疗差错率(包括 Near Miss 和 ME)可达2.6%～6.8%,国际上多个医学中心已经在此方面开展了质量改进尝试,且成效显著。①对患者而言,可享受安全优质的医疗服务,构建良好的医患关系。②对医院而言,可促使医疗质量持续改进,提升患者信任度及满意度,打造品牌效应。③对其他科室而言,降低风险,提高效率,形成团队协作长效机制。④对本科室而言,提升科室形象,降低患者投诉率,增强团队凝聚力。⑤对个人而言,减轻工作压力。因此,在文献检索的基础上,结合医院实践问题,成功确定了"降低住院患者化疗药物不良事件发生率"这一活动主题,并借鉴了相应的评价指标作为后续工作的参考。

二、目标设定

当前,品管圈对于目标值的计算有确定的公式,即目标值＝现况值－(现况值×改善重点×圈能力)。在该公式中,"现况值"和"改善重点"这两项参数的值通过改善前的数据查检、柏拉图确定一个较为客观的数值,而"圈能力"的评估在设定过程中存在较多的主观因素,如改善能力,这就会导致目标值的设定与其客观的可实践性可能存在较大的偏离。尤其对于多学科、多部门组建的圈团队,由于缺乏统一的衡量指标,目标值的计算结果是否可行,值得商榷。因此,在目标设定过程中,我们可以考虑通过循证的手段进一步加以评估,以避免目标值设定与最终达成情况的不一致。以滴水圈第四期——"降低住院患者化疗药物不良事件发生率"为例,该圈活动以不良事件发生件数为衡量指标,即每千条化疗药物医嘱发生的不良事件件数。根据QCC活动前期步骤,已经得到改善前不良事件发生率为26.68件/千条,计算目标值如下:

$$目标值＝现况值－改善值$$
$$＝现况值－(现况值×改善重点×圈能力)$$
$$＝26.68－(26.68×86.28\%×80.02\%)$$
$$＝8.26件/千条$$

在此基础上,圈成员以"化疗药物医嘱发生的不良事件"为检索主题,系统检索中外相关专业数据库,综合得出当前国内国际同行对化疗药物医嘱发生的不良事件的管理水平,即中国台湾国泰医院为9.5件/千条、美国马萨诸塞州医学中心为8.2件/千条、瑞士伯尔尼大学医学中心为7.6件/千条,结合所在医疗单位的现状,最终认为圈目标值的设定具有可实现性,也为圈成员后期工作的开展提供了良好的信心保障。

三、对策拟定中工作标准的制定

在医院品管圈活动提升医疗质量的进程中,往往涉及医疗技术评价标准、工作流程的制定。而医疗相关技术标准的制定是否科学、可靠和可行是实施医疗质量管理的基础。随着医疗科技的发展,当前普遍认为只有以临床研究结果及其系统评价为基础制定的医疗技术标准才能符合现代医学对科学性和先进性的要求。因此,在医院品管圈对策拟定中,工作标准的制定过程是合理运用循证医学方法学最重要且最有必要的一个环节。区别于上述主题选定、目标设定过程中循证方法学的简单运用,医疗技术相关工作标准的制定基本完整涵盖了循证医学的五大步骤,不仅需要证据的检索与综合,还需延伸至后续的共识制定、成效评价等多个环节。

　　以某医院提高老年病科纳美芬使用合理率为例,将循证医学方法学贯穿于整个活动流程。如图4-3-1所示,在调研纳美芬在老年病科应用的相关疾病[脑出血、脑缺血、帕金森病、心律失常、神经营养、催醒、感染性休克、慢性阻塞性肺病(Chronic Obstructive Pulmonary Disease,COPD)合并呼吸衰竭]的基础上,首先系统检索证据,包括国内外说明书、临床调研得到的应用于相关疾病的诊疗指南、临床试验信息数据库(ClinicalTrials.gov),并以"药品＋相关疾病名称"为关键词,全面检索中英文数据库(CNKI、维普、万方、CBM Disc、PubMed、Cochrane Library及EMBASE等),对数据进行综合与评价,发现国内外说明书、指南及相关文献研究均未提示纳美芬对老年病科相关疾病应用存在高质量证据。同时,为进一步明确点评标准,再次以纳美芬相似药物——"纳洛酮＋相关疾病名称"为关键词进行系统的证据检索和评价,结果除COPD合并呼吸衰竭、多发性脑梗死等存在低级别质量证据外,未发现其他支持证据。因此,在此基础上,初拟了点评标准,即纳美芬用于急性缺血性脑梗死、心律失常、脑缺血及脊髓损伤等相关的脑保护均为不合理医嘱;由于纳洛酮用于晚期COPD(伴呼吸困难)的剂量为10毫克,静脉内给药,折合纳美芬用量约为0.5毫克,为待确定标准。为最终确定点评标准,再次对纳美芬的应用情况进行分析,并将以证据为基础而制定的初拟点评标准与临床科室进行充分沟通,最终由药学部门负责人、老年病科临床药师、老年病科主任、副主任及相关责任医师共同确定点评标准并给出说明,即:对纳洛酮用于多发性脑梗死痴呆患者存在一定的证据支持;但对急性脑梗死伴意识障碍目前尚无有效药物,老年病科多年临床经验提示纳美芬对该疾病存在一定的改善作用,故暂认同纳美芬用于急性脑梗死伴意识障碍的治疗,根据后期临床研究结果再做进一步调整。经过临床调研、证据检索与综合、多学科协商共识的一系列措施的开展,老年病科纳美芬注射液医嘱从6月份的692条,下降至207条,使用合理率也获得了大幅提升。此外,通过该项主题的改善,医院药学部以循证医学为基础的处方点评标准的制定也获得了临床、医务等多部门的认可,同时也为临床药学工作人员深入临床、进一步规范临床合理用药奠定了良好的基础。

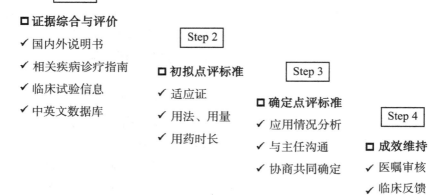

图 4-3-1　某医院老年病科纳美芬合理使用点评标准的制定

当然,循证医学在医疗质量管理工作中的运用尚处于起步阶段,尤其是在医院品管圈活动中。因此,一方面,我们需要在品管圈活动中强化循证医学理念和方法学的应用,不断拓展新的工作思路和方法,并将其用于医院品管圈的活力和内涵的持续提升;另一方面,我们更要加强医务工作者循证医学实践能力的提高,这是在医院品管圈活动中成功运用循证医学的基础所在,这也是促进临床工作者自身不断提高的过程。尤其需要注意的是,学习和掌握循证医学相关的新理论知识,不仅要广泛地阅读医学、管理等专业文献,学会如何追踪和分析鉴别,更要关注相关工作标准或推荐意见形成过程中经济学、患者意愿等方面的因素,并要勇于创新,不仅要在品管圈活动中做到"有证、查证、用证",更应积极探索未知领域,实现"无证、创证、用证"的突破,使我们开展的医院品管圈活动能充分适应医学模式转变的挑战及现代医学发展的总体要求,全面提升医疗技术水平和管理质量。

第五章
常用管理工具与品管圈协作运用

医院品管圈活动早已引起业内重视,而探索建立一套符合我国国情的医疗质量管理模式,完善患者安全管理及风险预警监测体系,切实保障医疗服务质量已经成为社会各界广泛关注的焦点,也是进一步深化卫生体制改革的根本和核心所在。本章主要论述失效模式与效应分析(Failure Mode and Effect Analysis,FMEA)、5S、根因分析(Root Cause Analysis,RCA)在品管圈中的应用,以更好地促进医疗质量持续改进。

第一节　FMEA 在品管圈中的应用

近年来,国内越来越多的医疗机构开展了以减少损害为目的的医疗风险管理。然而目前医疗风险管理的方法和技术手段较为有限,且内容缺乏系统性,理论与实践结合不够深入。如何施行有效的风险管理,已成为我国各级医疗机构共同面临的一项重要难题。美国医疗机构联合评审委员会(the Joint Commission on Accreditation of Health Care Organization,JCAHO)推荐使用FMEA,以期在医疗风险事件发生之前对其进行预测和评估,并采取相应措施,从而有效降低医疗风险事件的发生;JCI 也建议每一所医院都要采用风险管理模式FMEA 来提高医疗安全;加拿大用药安全研究所(the Institute for Medication Practices,ISMP)也推荐将FMEA 用于预防不良事件的发生。因此,将FMEA 作为医疗安全评估手段,将事后行为的医疗安全管理模式转为事前行为的风险控制机制,有利于医疗风险的防范,从而提高医疗安全水平。

一、FMEA 简介

FMEA是在产品出售给顾客之前,用于识别并消除系统设计过程或服务中已知和潜在的失效错误的一项工程技术。从本质上来说,FMEA就是检查故障所有可能发生方式的一种系统方法,评估每一个故障对整个系统设计过程或服务产生的影响,使用制订表格及问题解决方法以确认潜在失效模式及效应,并评估其严重度(Severity,S)、发生度(Occurrence,O)、检测度(Detection,D)及目前管制方法,从而计算风险优先指数(Risk Priority Number,RPN),最后采取进一步改善方法,如此持续循环,以达到防患失效模式及效应发生于未然的目的。FMEA的起源及正式应用可以追溯到20世纪50年代初。目前,FMEA作为一种积极的前瞻性风险分析技术,已被广泛应用于制造、航空、计算机软件设计以及其他行业,以评价系统安全。FMEA在医疗风险管理中的应用主要包括预防技术故障或设备缺损,提高患者治疗过程中高危程序的安全性,识别患者和医疗服务者方面存在的潜在危险因素等。根据应用范围,FMEA可被分为两种类型:设计FMEA(Design FMEA)和过程FMEA(Process FMEA)。前者主要用于设计和制造领域,后者主要用于操作过程。过程FMEA也适用于患者看护过程,如化疗过程、给药过程及医疗设备使用操作过程等。

FMEA的精神可以概括为以下几点。

1. 强调的是"事前的预防"而不是"事后的追悔",及时性是成功实施FMEA的重要因素之一。

2. 要有"轻重缓急"的概念,并不是所有的问题都具有相同的重要程度,要解决最迫切的问题。

3. 实施FMEA必须将持续改进的理念作为工作的驱动力,它不是被动地满足客户和市场的需求,而是一种主动追求的精神。

二、如何实施FMEA

通用的FMEA包括以下几个步骤,见图5-1-1。

1. 确定主题

所确定的主题必须明确功能目的和需要完成的目标。

2. 组成项目团队

首先,成员必须有奉献精神,并具有积极参与的意识。团队应该由5～9人

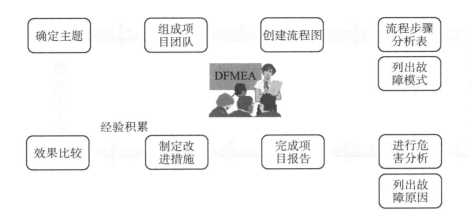

图 5-1-1 实施 FMEA 的步骤

组成(5 人最好),且必须由跨专业、跨学科的成员组成。所有成员都必须了解团队的行为、当前的任务、需要讨论的问题,以及与该问题直接或间接相关的内容。进行 FMEA 需要团队协作,而不能仅由个人完成。某个团队一般只能适合特定的项目,而不能担当全部的 FMEA 工作。每一个项目的成员必须来自各个功能领域,并接受多重的培训。

3. 创建流程图

仔细观察了解过程,根据实际执行顺序创建一个准确的流程图,包括功能框图和过程流程图。功能框图适用于设计 FMEA,过程流程图适用于过程FMEA。

4. 进行危害分析

进行危害分析是 FMEA 过程中最详细和最重要的部分,包括以下 4 个活动。

(1) 鉴别每个步骤的失效模式。通过采用头脑风暴、专家评估及因果图分析等各种方法,评估引起风险的潜在失效模式;收集故障数据并分类,开始填写FMEA 表格。FMEA 的主要分析工作是通过填写 FMEA 表格来完成的,已确定的失效就是 FMEA 中的失效模式。

(2) 确定每个失效模式潜在的后果。

(3) 对各个失效模式的后果严重性、可能性及可检测性进行评估。

(4) 计算风险优先数,按各失效模式对系统的影响程度进行综合排序以确定关键失效模式。

严重度是指某一故障或失效模式对系统影响的严重程度等级。发生度是指故障发生的概率。检测度是指检测或纠正潜在失效模式或失效原因的能力。严重度、发生度及检测度的评估方法包括定性分析和定量分析。严重度、发生度及检测度的定量评估准则见表5-1-1～表5-1-3。风险优先指数(RPN)用严重度、发生度和检测度的乘积表示，RPN＝S×O×D。取各小组成员平均值为最终RPN值。将RPN值按大小进行排序，RPN值越大，表明风险越高，同时考虑严重度排序，结合RPN值及严重度值提出需要改进的环节和步骤。

表5-1-1　FMEA严重度等级划分准则(以1～10为比例划分)

严重度	等　级	标　　准	附加说明
没有	1	没有影响	如果数值在2个等级之间，一般选择较大的等级。 如果FMEA团队对于等级划分不能达成一致，可做如下考虑：①如果不能达成一致的等级，则取它们数值的平均值；②如果还能达成一致的等级间隔，则必须达成一致意见，不能采用平均值，也不能采用大多数人意见，团队中每个人对等级划分都有决定权
非常轻微	2	用户没有苦恼，对产品或系统性能有非常轻微的影响	
轻微	3	用户有轻微的苦恼，对产品或系统性能有轻微的影响	
较小	4	用户遭受较小的损害，对产品或系统性能有较小的影响	
中等	5	用户会感觉有些不满意，对产品或系统性能有中等的影响	
重大	6	用户感觉不舒适，产品性能下降，但仍可工作并且是安全的，局部故障	
较大	7	用户感觉不满意，产品性能受到严重影响，但仍可实现功能并且是安全的，系统受损	
极大	8	用户感觉不满意，产品不能工作，但是安全的	
严重	9	有潜在的危害影响	
灾难	10	有灾难性后果。与安全性相关，突然发生故障，不符合官方标准	

注：表中所有的准则和等级划分可根据实际特定情况而发生变化。

表5-1-2　FMEA发生度等级划分准则(以1～10为比例划分)

发生度	等　级	标　　准	标准CNF[①]/1000	附加说明
几乎不发生	1	几乎不发生故障，历史信息显示没有故障	<0.00058	如果数值在2个等级之间，一般选择较大的等级。
极少	2	发生故障的可能性极小	0.0068	
非常少	3	发生故障的可能性非常小	0.0063	

续表

发生度	等　级	标　　准	标准CNF[①]/1000	附加说明
稀少	4	发生故障的可能性稀少	0.46	如果FMEA团队对于等级划分不能达成一致，可做如下考虑：①如果不能达成一致的等级，则取它们数值的平均值；②如果还能达成一致的等级间隔，则必须达成一致意见，不能采用平均值，也不能采用大多数人意见，团队中每个人对等级划分都有决定权
低	5	偶尔可能发生故障	2.7	
中等	6	发生故障的可能性中等	12.4	
一般高	7	发生故障的可能性一般高	46	
高	8	发生故障的可能性高	134	
非常高	9	发生故障的可能性非常高	316	
几乎必然发生	10	故障几乎必然发生，历史信息显示先前或相似的设计存在故障	>316	

注：①CNF，即累积故障数。表中所有的准则和等级划分可根据实际特定情况而发生变化。

表5-1-3　FMEA检测度等级划分准则（以1～10为比例划分）

检测度	等　级	标　　准	附加说明
几乎必然	1	概念阶段验证检测方法可用	如果数值在2个等级之间，一般选择较大的等级。如果FMEA团队对于等级划分不能达成一致，可做如下考虑：①如果不能达成一致的等级，则取它们数值的平均值；②如果还能达成一致的等级间隔，则必须达成一致意见，不能采用平均值，也不能采用大多数人意见，团队中每个人对等级划分都有决定权
非常高	2	可在早期设计阶段通过计算机分析进行验证	
高	3	早期阶段仿真和建模	
一般高	4	对系统元件的早期原型进行试验	
中等	5	对系统部件的样机进行试验	
低	6	对相似的系统部件进行试验	
较低	7	对安装系统部件的产品进行耐久性试验验证	
非常低	8	仅有不可验证的不可靠的技术可用	
极低	9	没有已知的技术可用	
几乎不可能	10	无方法可用	

注：表中所有的准则和等级划分可根据实际特定情况而发生变化。

5. 根本原因分析

原因分析是提出改进措施的前提,必须确定关键失效模式的根本原因。根本原因分析是一个系统化的问题处理过程,包括确定和分析问题原因,找出问题解决办法,并制定问题预防措施。在组织管理领域内,根本原因分析能够帮助利益相关者发现组织问题的症结,并找出根本性的解决方案。

6. 提出并执行改进方案,进行效果评价

当明确了过程中失效的可能及其危害程度,并且也找到了其产生的根本原因后,就可以施行特定的流程再造方案或措施,以消除或减少关键失效模式的风险。谨慎的做法是在执行前对改进后的程序进行FMEA。在FMEA项目中,最后一个行动就是评估再造流程的效果以及其他提高患者安全的措施。

三、FMEA在品管圈中的应用

有效的质量改进方法是指在开发和生产过程中可以主动提供的,对可能的质量问题进行标识和控制的方法。品管圈就是有效的质量改进方法之一。运用风险管理工具可以在出现质量问题时更好地进行评估和决策,可以给管理者提供更大的保障来处理潜在的风险。近年来,在提高医疗质量和促进医疗安全文化方面,各家医院将FMEA等风险管理工具融入品管圈中,对医院现存的质量风险管理体系进行相应的研究,并提出完善质量风险管理体系的对策和建议,体现风险管理工具与质量改进之间的相互渗透、相互促进。

例1:某医院药学部的滴水圈以"降低住院患者化疗药物不良事件发生率"为主题,在现状把握阶段运用FMEA风险管理工具对化疗药物使用流程进行各环节风险预评估,通过各环节失效模式发生度、检测度及严重度计算RPN值(见图5-1-2),得出"医嘱审核""医嘱开具""药品调剂"为高风险环节的结论。引入FMEA,为现状把握阶段增加了多维度评价,为查检数据提供了有力的佐证资料,丰富了品管圈的方法学,使之更客观、更科学。

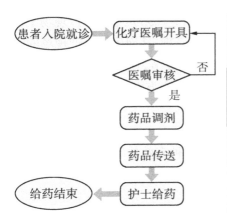

不良事件	循证评估FMEA			
	严重度(S)	发生度(O)	检测度(D)	RPN值
医嘱审核差错	6	6	8	288
医嘱开具错误	8	4	4	128
药品调剂差错	4	6	4	96
药品传送差错	4	2	6	48
给药差错	4	4	2	32

注:将风险优先指数(RPN值,RPN＝S×O×D)按大小进行排序,RPN值越大,表明风险越高。S、O和D的分值区间为1～10。

图5-1-2　现状把握:化疗药物使用过程和风险预评估

例2:品管圈在医疗设备风险管理中的应用。现代社会对医疗质量的要求越来越高,医疗质量的提高不仅取决于医务人员水平和敬业精神、医学技术的发展和医疗器械的改进,从某种意义上讲,更依赖于由医疗器械所产生的相关结果的稳定性。然而随着医疗设备的日益先进复杂,医疗设备潜在的风险也在不断增加。某医院通过鱼骨图等将医疗设备使用风险从各个角度列举出来,构建医疗设备风险评估理论体系。在医疗设备风险鱼骨图中,将医疗设备风险分为"人为故障""医疗设备固有风险""医疗设备常见故障"和"医疗设备使用环境"这四根"大骨",在"大骨"的基础上再进一步分出风险"小骨"。针对鱼骨图中各个潜在风险因素,由工作性质相近或者相关的人员通过自发的形式组成各类品管圈,明确圈目的,开展圈活动,在日常工作中依据PDCA循环实施工作,在圈活动中充分体现对工作情况的各类改善,最终实现圈目的。以婴儿暖箱为例,通过婴儿暖箱品管圈的建立,使得该设备完好率逐年上升,有效降低了维修频次,并且对设备使用过程中的潜在风险及早干预,保障了临床医疗安全。总体而言,在医疗设备风险管理中建立的各类品管圈能够有效降低医疗设备维修费用,提高医疗设备使用收益,降低医疗设备使用风险,提高医疗质量。

第二节　5S管理在品管圈中的应用

起源于日本的5S管理是一种现场管理方法。无数企业成功推行5S管理后所带来的显著改善效果表明,它能够塑造企业形象、降低成本、准时交货、安全生产、高度标准化及创造令人赏心悦目的工作现场等。5S是指在生产现场中将人员、机械、材料及方法等生产要素进行有效科学管理,从而确保生产现场的管理进程。将5S管理方法应用于品管圈的对策实施环节,使品管圈活动在开发智慧、开发人才、提高质量、降低消耗及增加效益等各个方面发挥更大的作用。

一、5S管理概述

5S管理是用来创造和维护良好工作环境的一种有效技术,包括常规整理、整顿、清扫、清洁和素养。它源自5个以"S"为首的日文发音,称之为5S。

1. 5S管理的精神

永不止步、持续发展的精神可以被认为是5S管理理论的实质内容,这种精神可以归纳概括为以下几点。

(1)问题和改革的意识。不论做什么事情都要寻求最优的解决方式,而且坚信这个最优的解决方式只适用于这一次问题的解决。问题和改革的意识就是指要持续地优化工作方法。

(2)以人为中心的意识。全面合作是值得倡导的课题,要以人为中心,使员工的主动性以及创造性能够得到高效的应用。

(3)标准化意识。标准化的作用是使人们钻研、探讨、总结科学实践和生产实践,在生产活动中形成大家一同遵从的行为准则。

(4)全局意识以及服务意识。现代化的工业工程一定要将全局以及整体的需要当做出发点,从而系统化地优化整体。

(5)效率和成本意识。降低成本、稳定质量和优化工作效率向来是5S管理的核心要求。在工作进行时,需要规划全局,落实到细节,降低不必要的额外消耗,将工作流程尽量经济化,发掘低成本、高效率的手段和方法。

2. 5S管理的内容

(1)整理:是彻底把需要与不需要的人、事、物分开,再将不需要的人、事、物加以处理。需对"留之无用、弃之可惜"的观念予以突破,必须挑战"好不容易才做出来的""丢了好浪费""可能以后还有机会用到"等传统观念。

(2)整顿:是把需要的人、事、物加以定量和定位,对生产现场需要留下的物品进行科学合理的布置和摆放,以便在最快速的情况下取得所要之物,在最简洁有效的规章、制度和流程下完成事务。简言之,整顿就是人和物放置方法的标准化。整顿的关键是要做到定位、定品、定量。抓住了上述三个要点,就可以制作看板,做到目视管理,从而提炼出适合本企业物品的放置方法,进而使该

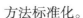

方法标准化。

（3）清扫：是把工作场所打扫干净，对出现异常的设备立刻进行修理，使之恢复正常。清扫过程是根据整理、整顿的结果，将不需要的部分清除掉或者标示出来放在仓库中。清扫活动的重点是必须按照企业具体情况决定清扫对象、清扫人员及清扫方法，准备清扫器具，实施清扫的步骤，方能真正起到作用。

（4）清洁：指的是靠标准化、制度化来维持以上"整理""整顿""清扫"的成果。清洁是对前三项活动的坚持与深入。整理、整顿、清扫之后要认真维护，使现场保持完美和最佳状态，从而消除发生安全事故的根源。

（5）素养：是5S管理的核心。素养是指养成良好的工作习惯，遵守纪律，努力提高人员的素质，养成严格遵守规章制度的习惯和作风，营造团队精神。这是5S活动的核心。没有人员素质的提高，各项活动就不能顺利开展，也不能持续下去。因此，实施5S管理要始终着眼于人的素质的提高。

5S不是各自独立、互不相关的，它们之间是相辅相成、缺一不可的关系。整理是整顿的基础，整顿是整理的巩固，清扫显现整理、整顿的效果，而通过清洁和素养在企业形成整体的改善氛围。而且5S管理活动在推进过程中是逐一进行的。以整理为基础，然后推进整顿，在做好整顿后再进行清扫，清洁就建立在完成清扫的基础上，最后在前4个"S"完成后自然就推进到了第5个"S"，也就是5S的最高境界及最终目标。它们之间的关系见图5-2-1。

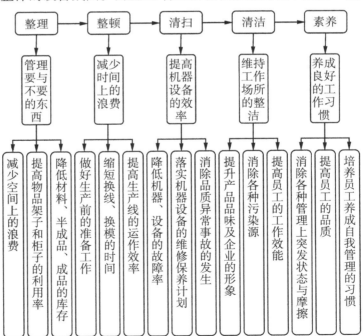

图5-2-1　5S管理内容之间的关系图

3. 5S管理活动的目的

5S倡导优雅的工作环境,良好的工作秩序,严明的工作纪律。它是提高工作效率、生产高质量产品、减少浪费、节约成本以及确保安全生产的基本要求。推行5S管理主要有以下目的,见图5-2-2。

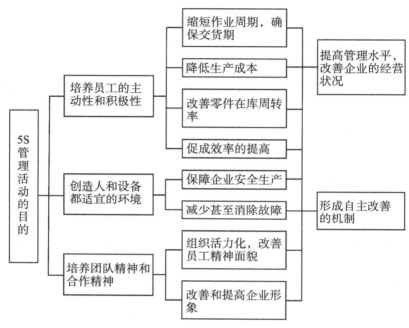

图5-2-2　5S管理的目的

4. 5S管理活动推行的原则

(1) 自我管理的原则:自己的事自己做。

(2) 勤俭节约的原则:废物利用。

(3) 持之以恒的原则:建立责任制,长期考核,运用PDCA进行改善。

二、5S管理活动实施的步骤

(一) 5S管理的工具

在现场管理中,最重要的因素就是全体员工共同参与,以不断改善现场为基础,进行5S管理活动。因此,推行5S管理并不是停留在口头上或是把它贴在墙上,最重要的是让员工运用5S管理的工具,有效地进行5S管理活动。5S管理工具主要有目视管理、定置管理等。

1. 目视管理

目视管理是指运用形象直观、色彩适宜的视觉感知信息来组织实施现场生产活动,可以用眼睛来判断工作的状况,并能有效地做出相应的判断和对策,以达到提高劳动生产率的目的,这也是一种利用视觉来进行管理的科学方法。其目的是使用最简洁、直观的方法,把现场存在的潜在异常问题显现出来,使之一目了然,从而对现场的问题进行整改,使管理透明化。

2. 定置管理

定置管理是指根据人的习惯,科学地确定工作场所物品放置的位置,对生产现场中的人、物、场所三者在空间和时间上进行合理分配,使之达到最佳结合状态。通过对生产现场进行彻底整理、整顿,把生产现场中与生产无关的物品、无用的物品清理掉,把生产需要的东西和员工生活用品按照规定的位置摆放整齐,达到时间和空间上的最优组合,从而减少寻找物品的时间,提高劳动效率。

（二）5S管理活动的步骤

5S管理活动的步骤见图5-2-3。

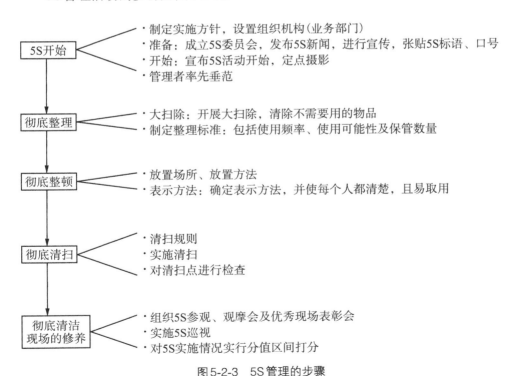

图5-2-3　5S管理的步骤

三、5S管理在QCC中的应用

5S管理的核心就是要求员工转变现有的观念,逐渐形成一种良好的习惯。QCC作为降低成本、提高效率、解决现场问题的有效手段,是确保产品质量和现场管理中应用最普遍、最有成效的管理方法之一。QCC活动在开发智慧、发现人才、提高质量、降低消耗及增加效益等各方面发挥着越来越大的作用。5S管理与QCC管理之间有着密切的关系,具有很强的相容性,寓于质量管理体系之中。在实际运行过程中,完全可以把两者统一起来,更好地为医疗质量服务。

某医院输血科在QCC项目中引入5S质量管理方法,加强输血质量管理,在对策实施中成立5S管理小组,其目的是规范输血科管理,构建舒适、整洁、安全、流畅的医疗环境,提高工作效率,减少医疗资源浪费,纠正医护人员的不良行为。5S作为现场管理的杰出手段,不仅能有效地避免时间和经济上的浪费,而且能够更好地服务于临床,更培养了科室员工良好的职业习惯和严谨的工作作风,提高了个人素养。

具体实施方案:成立5S管理小组,负责科室血液、试剂、仪器的使用和管理以及当天输血资料的整理。

(1)整理:血液制品。所有血液制品按照储存条件分别储存于不同的储血冰箱内并制定血液存放示意图,同时定出血液制品的库存上下限,及时补充库存。对试剂、仪器及存档资料进行分类整理。

(2)整顿:完善血液管理制度,采用输血管理软件进行输血管理。血液制品按照失效日期顺序摆放。另外,建立了血液库存动态预警机制,在当前血源紧张的情况下,保障临床用血需求。制定试剂、仪器及存档资料制度,责任到人。

(3)清扫:实行值班人员负责制。

(4)清洁:将前面的整理、整顿、清扫的做法制度化、规范化,并贯彻执行和维护结果。由科主任不定期检查,以当天值班人员为单位,制定明确的奖惩制度,赏罚分明。

(5)素养:以"避免血液和试剂浪费"为目标,时刻提醒自己按照规章制度做事,将上述整理、整顿、清扫和清洁变成一种职业素养,形成一种良好的习惯并保留维持着。科室不定期举行科内5S管理业务学习,将前段时间内大家遇到的问题摆上台面,开展自我检查、自我纠正,逐步自我完善、自我提高。同时,科室同事之间互相监督,充分发挥团队精神。

结论：经过1年的5S规范化管理，血液报废率、红细胞库存期、试剂库存量、首袋发血时间、资料完整率及临床满意度等方面明显优于实施5S规范化管理前，见表5-2-1。

表5-2-1　5S实施前后比较

	实施前	实施后
血液报废率(%)	0.1	0
红细胞库存期(天)	12 ± 5	8 ± 3
试剂库存量(天)	75 ± 15	50 ± 11
首袋发血时间(分钟)	19 ± 3	15 ± 3
资料完整率(%)	88	100
临床满意度(%)	93.5	97.8

第三节　RCA在品管圈管理中的运用

根本原因分析法（Root Cause Analysis, RCA）是一种回溯性失误分析方法。其起源于美国，最早应用于航空安全、核工业等领域，之后广泛应用于各行业。在QCC活动中引入RCA能找出潜在失误及其根本原因，从而改进系统，避免类似事件再次发生。

一、RCA概述

RCA的理论基础来源于瑞士乳酪理论，即可以将系统看成是一个多层的瑞士乳酪，每一层乳酪代表一个环节，也就是一道防线，上面散布着大小不一的洞，表示该环节的漏洞（即潜在失误）。RCA的核心理念：分析整个系统及过程而非个人执行上的过错与责任，找出预防措施，制订可执行的计划，避免类似事件再次发生，从而营造一种安全文化。

二、RCA的应用领域

1. RCA运用目标

RCA运用目标包括明确以下几个方面。

（1）发生了什么事？

（2）为什么会发展到这个地步？

（3）如何预防类似事件再次发生？

2. RCA的优势

RCA的优势包括以下几个方面。

（1）改变了过去只针对具体事件、治标不治本的缺点。

（2）帮助医院找出操作流程和系统设计上的风险或缺陷，并采取正确行动。

（3）通过同行间的资料分享和经验交流，可预防未来不安全事件的发生。

（4）可了解医院缺少哪些资料，从而帮助医院建立健全医疗不安全事件资料库。

3. RCA在医院的应用

（1）警讯事件（Sentinel Event）。医院内常见的警讯事件有院内感染，呼吸机相关死亡与损害，手术部位错误，治疗延迟，药物错误（调剂错误或给药错误），特殊药物事件（精神类药物、麻醉药物及高浓度电解质等），造成严重后果的跌倒或坠床，血液或血液制品使用错误，院内自杀，输液泵故障，造成严重后果的患者约束事件等。

（2）造成严重后果的不安全事件，即风险评估为一级或二级的事件。

（3）归因为系统问题的事件（利用决策树进行判断）。事件是否归因于系统因素，可用决策树进行判断，见图5-3-1。

（4）有特殊学习价值的事件。

（5）风险评估为三级或四级但发生频率高的事件（用整合型RCA）等。

不安全事件的风险评估即采用严重度评估表（Severity Assessment Code Matrix, SAC），根据事件的严重程度和发生频率，把事件分为一到四级，一级为最高风险级别，四级为最低风险级别。

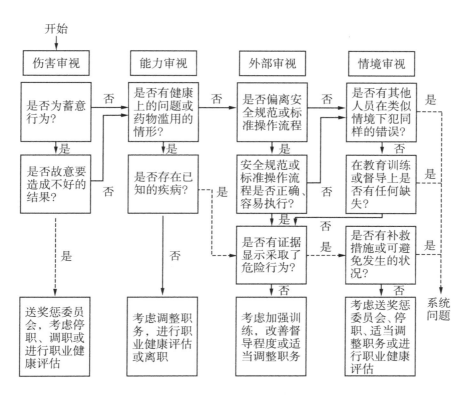

图 5-3-1　RCA 的决策树

三、RCA 的实施

RCA 的实施可分为四个阶段,见图 5-3-2。

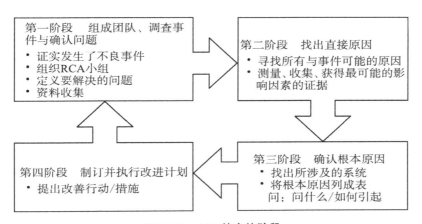

图 5-3-2　RCA 的实施阶段

1. 第一阶段：组成团队、调查事件与确认问题

应针对发生的事件成立 RCA 工作小组，收集相关资料，还原事件经过并找出问题。根据事件的不同，RCA 工作小组成员组成也有所不同。对于严重的不安全事件或警讯事件，工作小组成员应包括相关流程的一线工作人员、RCA 指导、具备事件相关专业知识且能够主导团队运作的主管等。成员应具有优秀的分析技巧，有批判性观点，态度客观，以 3～4 人为宜，最好不超过 10 人。对于与事件最直接的关系人，应慎重考虑是否将其纳入。而对于近似差错（Near Miss）或轻微损害的不安全事件，可考虑由单人进行，如病区护士长或质控人员等。他们应具备独立调查的能力，优秀的分析技巧，态度客观且受过 RCA 培训。

在确认问题时，需问 "4W1H"，即出现何种问题（What）、在何处发生（Where）、谁发生（Who）、在何时发生（When）及如何发生（How），并确认事件发生的先后顺序。问题定义应简单明确，要说明"做错了什么""造成了什么后果"，而不是直接跳到"为什么会发生"，要避免在事实完全理清之前就妄加推测。如果发生的事件与操作流程相关，那么就要评估在事件发生时的执行是否与规定流程一致。

事件相关资料的收集包括目击者的说明、观察资料，物证和书面文件等。相关资料最好在事件发生后尽快收集，以免淡忘重要细节。还原事件经过的方法有叙事时间表、时间表、时间序列表、时间-人员表和因果图（鱼骨图）等。发掘问题的方法有头脑风暴、差异分析法和名义团体法等。

2. 第二阶段：找出直接原因

可以通过工具找寻原因，找出导致事件发生的直接原因。同时，需再次收集资料，以佐证直接原因，并且通过这些指标评价干预措施的效果，见图 5-3-3。找出直接原因后，应第一时间采取针对性措施，以避免损害的扩大和不安全事件的再次发生，降低影响。直接原因的确定方法有鱼骨图、原因树和推移法等。直接原因包括人文因素、设备因素、可控及不可控的外在环境和其他因素等。

3. 第三阶段：确认根本原因

如何从众多直接原因中发掘出根本原因呢？要问 3 个问题。

（1）当这个原因不存在时，问题还会发生吗？

（2）如果这个原因被纠正或排除，问题还会因为相同因素而再次发生吗？

（3）原因被纠正或排除以后，类似事件还会发生吗？

如果答案为"是"，则为直接原因；如果答案为"否"，则为根本原因。确认根本原因的关键在于能够清楚看出原因与结果的关系。但是要注意,对于人为因素和流程差异的原因,应继续往上追溯原因。如果流程执行失败,则可以进一步探讨流程设计的合理性和严密性。

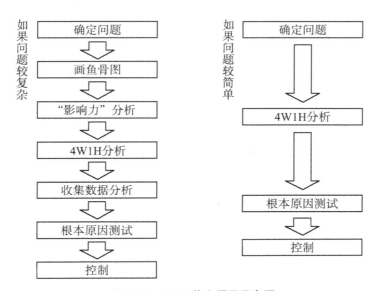

图5-3-3　RCA找出原因示意图

如何寻找直接原因与根本原因? 可使用QC手法及工具。

(1) 头脑风暴。

(2) 因果关系图(鱼骨图)。

(3) 因果分析——Why-Why图。

4. 第四阶段:制订并执行改进计划

根据所确认的根本原因和直接原因,制订可行性的改进计划,并贯彻执行。同时,应设立若干指标,监测系统在改进计划实施前后的变化,以评价改进计划的效果。制订改进计划时应遵循以下原则。

(1) 简单化。

(2) 以事实为依据。

(3) 让员工、患者及其家属共同参与。

(4) 列出所有建议及其优先级次序。

(5) 考虑可行性及成本效益。

(6) 考虑可转移性。

改进计划的制订和执行可采用PDCA循环法,见表5-3-1。

141

表 5-3-1　PDCA 循环法

PDCA循环	八个步骤
计划（P）	分析现状,找出问题
	分析各种影响因素
	找出主要因素
	针对主要原因,制订具体实施计划
实施（D）	贯彻、执行预定计划和措施
确认（C）	检查预定目标执行情况
处置（A）	巩固成绩,标准化
	将遗留问题转入下一个管理循环

三、RCA 在 QCC 管理中的运用

在QCC活动中进行RCA能帮助圈员们找出操作流程和系统设计上的风险或缺陷,并采取正确行动;通过标杆学习、评估和积累改善经验,可预防未来不安全事件的发生。RCA的核心理念是通过跨部门、跨学科的专业团队共同分析、讨论、头脑风暴和深层次的剖析,分析整个系统及过程而非个人执行上的过错与责任,最终找到事故或错误发生的根本原因,寻求预防措施,制订可执行的计划,避免类似事件再次发生,从而营造一种安全文化。在某种意义上,这与QCC活动有异曲同工之处。RCA可运用于QCC活动中现状把握步骤,针对个案进行分析现场调研;或运用于持续改善环节中,对效果维持再分析、改进等。

如在某医院化疗科以"减少给药错误发生率"为改善主题的QCC活动中,在现状把握步骤,针对已发生的用药错误个案进行RCA分析及改进。

事件名称:氟尿嘧啶注射液化疗泵给药错误的分析报告
发生地点:静脉用药调配中心、化疗科
成立RCA小组成员:张×、杜×、邵×、赵×

（一）本案例进行判定的理由

1. 风险评估

本案伤害程度虽属"无"，但该类事件SAC评估落在4级，需进行RCA分析。

2. 以系统问题评估

经决策树（Induction of Decision Trees, IDT）评估后，本案属系统问题，故应进行RCA分析。

（二）事件描述

1. 化疗科医生开具"氟尿嘧啶注射液3000毫克＋氯化钠注射液168毫升/化疗泵"的医嘱。

2. 静脉用药调配中心审核并打印出输液标签，如图5-3-4所示"氟尿嘧啶注射液3000毫克＋氯化钠注射液68毫升/化疗泵"，标签中黑色线框表示非整剂量提示。

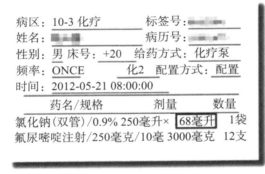

图5-3-4　输液标签

3. 药师按标签剂量（3000毫克氟尿嘧啶和68毫升氯化钠注射液）双核对摆好药品。

4. 配置人员按标签剂量（3000毫克氟尿嘧啶和68毫升氯化钠注射液）双核对配置化疗泵。

5. 化疗泵送达病房交接收药。

6. 临床护士以4毫升/小时的速度使用该化疗泵（理论上该化疗泵共有288毫升，应使用72小时）。

7. 化疗泵在使用到47小时时发生报警。护士查看化疗泵，发现化疗泵内已无液体。

8. 护士联系静脉用药调配中心，共同分析原因，并与主管医生说明情况，增加护胃药物,临床药师监护胃肠道不良反应。

9. 护士向患者解释原因,上报不良事件。

10. 随访,患者未出现较以往更明显的胃肠道不良反应。

事件发生的时间序列表见表5-3-2。

表5-3-2　事件发生的时间序列表

日期、时间	2012.5.20 9:30	2012.5.20 10:00— 10:30	2012.5.20 14:00— 16:00	2012.5.21 8:30— 9:00	2012.5.21 10:00— 10:30	2012.5.23 8:30— 9:00	2012.5.23 9:30
事件	化疗科医生开具医嘱	静脉用药调配中心对该医嘱进行审核	静脉用药调配中心调剂药师和核对药师进行该医嘱的贴签摆药	化疗科护士接收药品	化疗科护士用药	化疗泵报警,护士查看化疗泵液体量,发现液体已无	与静脉用药调配中心联系,查明可能原因,采取后续措施
补充资料	医嘱"氟尿嘧啶注射液3000毫克＋氯化钠注射液168毫升/化疗泵"	医嘱"氟尿嘧啶注射液3000毫克＋氯化钠注射液168毫升/化疗泵"	由于非整剂量警示框,该医嘱在输液标签中显示为"氟尿嘧啶注射液3000毫克＋氯化钠注射液68毫升/化疗泵"	未注意到化疗泵的输液量	用药前未根据常规的化疗泵用药时间特点对该化疗泵的输液量进行核查	化疗泵报警并查看化疗泵液体量时排除了化疗泵漏液等质量问题	氟尿嘧啶3000毫克无误,溶媒量不足

(三) 调查结果

1. 资料收集

(1) 人员访谈:主管医生、静配中心审方班药师、调剂药师、核对药师、配置护士、收药护士、用药护士及该患者的责任护士、护士长。

(2) 实地查看:治疗室查看使用后的化疗泵,静脉用药调配中心查看各环节流程。

(3) 记录:输液标签。

(4) 地点:静脉用药调配中心、化疗科病房。

(5) 方法流程:标签打印流程、摆药流程、配药流程、接药流程、PDA 使用流程及核对制度落实。

2. 调查结果

（1）副主任医师开具了该化疗泵医嘱，医嘱合理。

（2）审方药师岗位审核无差错。

（3）输液标签打印有误，如图5-3-4所示，由于5月份静脉用药调配中心对非整剂量的剂量一栏增加了黑色警示框，导致原"氟尿嘧啶注射液3000毫克＋氯化钠注射液168毫升/化疗泵"医嘱变为"氟尿嘧啶注射液3000毫克＋氯化钠注射液68毫升/化疗泵"。

（4）调剂药师和核对药师均为2012年2月轮岗到静脉用药调配中心的药师，配置护士为各病房临时抽调人员，依据输液标签进行调剂和复核时虽然对化疗泵的给药时间进行了估算，认为47小时泵合理，但两者均未对溶媒的选择产生疑惑，68毫升不应该选择250毫升的溶媒，可以选100毫升的溶媒，错过了与临床沟通的机会。

（5）用药护士为2011年8月分配来院的新护士，未对化疗泵的液体量和常规给药时间进行用药前比对。

（四）直接原因

问题：给药错误。

（1）患者因素：患者对自己的化疗泵情况不够了解，未对几个化疗周期内使用的化疗泵有深刻的印象。

（2）个人因素：调剂药师、冲配护士对化疗泵溶媒规格在选择欠合理上（根据错误的输液标签宜选100毫升而不是250毫升的溶媒）未进行及时把关；给药护士事前未核对化疗泵用药时间及液体量。

（3）工作因素：没有明确工作职责，给药护士必须核对化疗泵液体量和给药时间。

（4）教育培训因素：对新上岗的护士没有根据化疗泵的特点与流程进行系统培训。

（5）机构与政策因素：静脉用药调配中心为2011年新设科室，静脉用药调配中心更改非整剂量标签后未及时考证临床需求，未及时告知临床。

（五）根本原因

1. 输液标签中非整剂量警示框大小欠合理。为了提高对非整剂量药物的警示，静脉用药调配中心于2012年5月改善了输液标签，凡是出现非整剂量的，输液标签中会以黑色框进行警示。但此次不良事件的发生，恰恰反映了输液标签中非整剂量提示框大小欠合理，框内的字符数偏小，在"168毫升"外加黑框时,刚好黑框将"1"给重合了,导致后面各环节均认为氯化钠的液体量为"68毫升",见图5-3-5。

该化疗泵原先288毫升,以4毫升/小时给药时,给药时间为72小时(三天泵);而溶媒少加后,188毫升以4毫升/小时给药时,给药时间为47小时(两天泵)。单从泵的用药时间而言,很难看出有差错。因此,非整剂量提示框大小欠合理导致上述不良事件发生的隐患非常大。

2. 调剂流程和输液配置流程中的核查流程不合理,职责不明确,以及化疗泵医嘱用药核查流程不够合理。

3. 对新上岗的药师和护士,没有根据化疗泵的特点与工作流程进行系统培训。

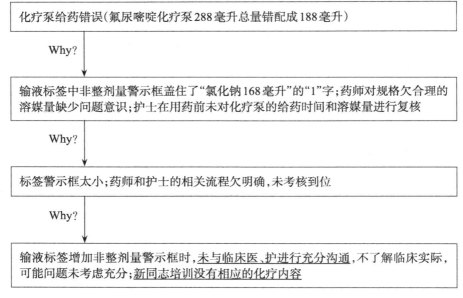

图5-3-5　原因分析(5Why技术,找到根本原因)

(六) 需要加强和改善的流程

1. 重新优化静脉用药调配中心药品调剂及冲配环节的核查流程,制定合理的化疗泵医嘱用药流程。

2. 根据化疗泵的特点与使用流程,建立新上岗药师和护士的培训计划,并进行系统培训。

整改措施见表5-3-3。

表5-3-3　整改措施

行动计划	内　容	部门/执行者	完成日期
1. 优化输液标签中的非整剂量的警示框	加大输液标签中非整剂量的黑色警示框,保证药品剂量不被边框覆盖	静脉用药调配中心张×;信息中心　张×	2012.5.26
2. 优化静脉用药调配中心药品调剂及冲配环节的核查流程,制定合理的化疗泵医嘱用药流程	1. 重新制定合理流程;2. 药学部和护理部审核;3. 静脉用药调配中心培训、考核	静脉用药调配中心赵×;化疗科　俞×;护理部　邵×	2012.5.25
3. 根据化疗泵特点与使用流程建立新上岗药师和护士的培训计划,并进行系统培训	1. 制订与化疗泵特点与使用流程相关的新上岗药师和护士培训计划;2. 药学部和护理教育中心审核;3. 新药师和护士培训、考核	静脉用药调配中心杜×;化疗科　俞×;护理部　邵×	2012.5.25

第六章
案例分享

第一节　问题改善型品管圈:降低万古霉素不合理使用率

一、开拓圈介绍

(一) 成员组成

开拓圈成员组成见表6-1-1。

表6-1-1　开拓圈成员组成

职　务	姓　名	职　称	岗　位	专　业	年　龄	年　资	学　历
辅导员	卢×	主任药师	药事管理	药学	51	32	硕士
	李×	主管药师	药事管理		41	22	硕士
圈长	马×	副主任药师	临床药师	药学	34	6	博士
副圈长	蒋×	主管药师	临床药师	药学	33	11	本科

续表

职　务	姓　名	职　称	岗　位	专　业	年　龄	年　资	学　历
圈员	姜×	副主任药师	临床药师	药学	34	8	硕士
	张×	副主任药师	临床药师		36	14	硕士
	杭×	主管药师	信息药师		37	14	本科
	陈×	主管药师	审方药师		28	6	本科
	羊×	主管药师	临床药理中心	临床药理	31	4	博士
	朱×	主管药师	临床药理中心		33	10	本科
	陈×	工程师	信息中心	信息	25	3	本科
	孙×	科员	医务科	行政	37	15	本科
	高×	副主任医生	感染科医生	医疗	39	11	博士
平均年龄：35.31岁		平均工作年资：12年					

（二）圈名、圈徽及意义

开拓者圈徽见图6-1-1。

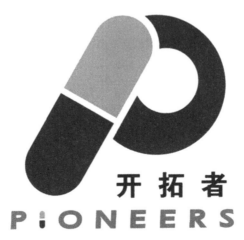

图6-1-1　开拓者圈徽

1. 该标志以开拓者的英文"PIONEERS"的首字母"P"为主体，并在"P"中融合了一颗胶囊的形象,隐含了"开拓者"与"药物"两个主题。

2. "P"又是医师"Physician"和药师"Pharmacist"的首字母,寓意医药合作,密不可分。我们都是开拓者,努力开拓走向合理用药的理想目标。

3. 圈徽采用蓝绿的搭配。蓝色象征合理用药,促进人类健康;绿色象征生命的活力。

(三) 圈活动特色

1. 圈员选拔——自愿参加、团结合作。

2. 品管过程——手法多样、科学运作。

3. 品管特点——跨部门合作、多学科合作。

二、开拓圈活动说明

开拓圈活动说明见表6-1-2。

表6-1-2　开拓圈活动说明

活动主题	降低万古霉素不合理使用率
关键词	万古霉素;不合理使用率
主题类型 (单选)	○患者照顾　○病历记录　○时间效率　○成本效益 ○安全环境 ○满意度　○教育训练　○民众参与 ●其他(请说明:<u>合理用药</u>)
运用手法 (可复选)	■流程改造　□平衡计分卡　□根本原因分析 ■FMEA　□TRM ■品管圈(●问题解决型○课题达成型)　□标杆学习 □质量报告卡 ■循证医学　□其他(请说明＿＿＿＿＿)
患者安全 相关主题 (单选)	●提升用药安全　○落实感染管制　○提升手术安全 ○提升管路安全　○预防患者跌倒及降低伤害程度　○落实患者安全异常事件管理　○提升医疗照护人员间的有效沟通　○鼓励患者及其家属参与患者安全工作　○强化医院火灾预防与应变　○加强住院患者自杀预防
跨部门	●是　○否

三、主题选定

(一) 选题过程

1. 第一轮:投票法

通过头脑风暴,提出33个主题,应用投票法,选出10个备选主题,见表6-1-3。

表6-1-3 投票法

编 号	主 题	投 票	选 定
	一、抗菌药物使用		
1	降低感染科抗菌药物使用强度	6	★
2	降低感染科特殊使用级抗菌药物使用强度	5	★
3	降低住院患者抗菌药物使用率	1	
4	降低感染科门诊抗菌药物使用处方人次率	6	★
5	降低抗菌药物联合使用的比率	3	
6	降低抗菌药物不合理使用率	0	
7	降低特殊使用级抗菌药物不合理使用率	8	★
8	提高围手术期一类切口抗菌药物合理使用率	1	
9	提高抗菌药物预防性应用合格率	1	
10	提高感染科各级抗菌药物合理使用率	1	
11	提高肾功能不全患者氨基糖苷类药物使用剂量合理率	6	★
	二、专项药品		
12	提高临床PPI*的合理使用率	3	
13	降低临床PPI的使用比例	1	
14	提高抗真菌药物的临床合理使用率	4	
15	提高肠外营养合理使用率	2	
16	提高糖皮质激素合理使用率	1	
17	提高临床白蛋白合理使用率	6	★
	三、医嘱录入与干预		
18	减少不合理医嘱录入数(增加病区医嘱合理率)	9	★
19	提高住院不合理医嘱的药师干预率	4	
20	提高处方点评的覆盖率	8	★

编 号	主 题	投 票	选 定
	四、安全性		
21	提高联合用药治疗的安全性	0	
	五、药品使用方法		
22	提高前列地尔静脉输液合理率	7	★
23	降低感染科输液比例(输液医嘱/用药医嘱)	6	★
	六、药物管理		
24	减少病房不合理自备药品件数	3	
25	降低病区辅助用药使用率	2	
26	提高我院基本药物使用率	0	
	七、药品费用		
27	降低感染科均次药品费用	2	
28	降低感染科药品费用占医疗费用的比例	1	
	八、其 他		
29	减少患者平均住院日	0	
30	提高注射剂溶媒选择合理性	0	
31	提高抗菌药物使用标本送检率	4	
32	提高出院患者用药依从的比率	4	
33	减少重症肝病患者药物使用品种数	2	

*PPI：Protom Pump Inhibitor，质子泵抑制剂。

2. 第二轮：评价法

针对10个备选主题，采用评价法选定主题，见表6-1-4。

表6-1-4　评价法

主题评价题目	上级政策	可行性	迫切性	圈能力	总　分	顺序	选定
降低感染科抗菌药物使用强度	4.64	2.82	3.91	2.09	13.46	5	
降低特殊使用级抗菌药物使用强度	4.27	2.64	3.73	2.27	12.91	7	
降低感染科门诊抗菌药物使用处方人次率	3.91	2.27	3.73	2.64	12.55	8	
降低特殊使用级抗菌药物不合理使用率	4.82	4.09	4.64	3.36	16.91	1	★
提高肾功能不全患者氨基糖苷类药物使用剂量合理率	4.09	2.82	2.64	2.64	12.19	9	
提高临床白蛋白合理使用率	4.64	3.91	4.45	3.18	16.18	2	
减少不合理医嘱录入条数(增加病区医嘱合理率)	4.27	3.73	4.27	3.18	15.45	3	
提高处方点评的覆盖率	4.09	2.82	4.27	2.64	13.82	4	
提高前列地尔静脉输液合理率	3.91	3.18	2.82	2.09	12.00	10	
降低感染科输液比例(输液医嘱/用药医嘱)	3.91	3.00	3.91	2.27	13.09	6	

评价说明	分　数	上级政策	可行性	迫切性	圈能力
	1	没听说过	不可行	半年后再说	需多部门配合
	3	偶尔告之	较可行	下次解决	需一个部门配合
	5	常常提醒	可行	尽快解决	自行能解决

备注:(1) 以评价法进行主题评价,共11人参与选题过程。
　　　(2) 票选分数:5分最高,3分普通,1分最低,第一顺位为本次活动主题。

3. 第三轮:排序法

特殊使用级抗菌药物品种的筛选:从使用量、危害程度、迫切性和干预能力进行排序,得出万古霉素为本期主题改善的代表药物,见表6-1-5。

表6-1-5　排序法

药　品	使用量	危害程度	迫切性	干预能力	分　值	排　序
氨曲南	9	9	10	11	39	10
头孢吡肟	11	8	11	9	39	10
亚胺培南	1	11	4	4	20	5

药 品	使用量	危害程度	迫切性	干预能力	分 值	排 序
万古霉素	7	2	1	1	11	1
替考拉宁	3	3	9	2	17	3
利奈唑胺	4	6	8	10	28	9
两性霉素B	10	1	2	3	16	2
伏立康唑	5	4	3	6	18	4
伊曲康唑	8	5	5	5	23	6
卡泊芬净	6	7	6	7	26	7
米卡芬净	2	10	7	8	27	8

备注:针对所列项目以阿拉伯数字进行排序,数字越小者越重要,且数字不能重复,不能出现"0";将每一成员所给的排序分数汇总,分数越少者表示越重要。

(二)确定本期活动主题

确定本期活动主题为"降低万古霉素不合理使用率"。

(三)选题背景与意义

1. 应对"超级细菌"刻不容缓——世界卫生组织

长期以来,不合理使用抗生素导致细菌耐药性增强,产生所谓的"超级细菌",这已成为全球医疗卫生领域的一项难题。世界卫生组织于2014年发布的一份报告显示,"超级细菌"正呈扩散的态势,人类正进入"后抗生素时代"。

2. 抗菌药物临床应用专项整治活动——国家卫计委

国家卫计委为进一步巩固全国抗菌药物临床应用专项整治活动成果,促进抗菌药物合理使用,有效控制细菌耐药,完善抗菌药物临床应用管理有效措施和长效工作机制,促进抗菌药物临床合理应用能力和管理水平持续提高,近几年每年发文进行抗菌药物临床应用专项整治活动。

3. 万古霉素是特殊使用级抗菌药物

万古霉素是特殊使用级抗菌药物,治疗窗窄,血药浓度个体差异大,从而可能导致血药浓度过高而引起急性肾衰竭或死亡。因此,万古霉素不合理使用的危害性大,改善万古霉素不合理使用现状的需求较为迫切。常见万古霉素不合理使用的现象及后果如下。

(1)治疗窗窄,血药浓度个体差异大,可能导致血药浓度过高而引起急性肾衰竭或死亡。

（2）使用指征不符,盲目使用万古霉素会导致滥用,出现耐药,而无药可救。

（3）输注速度过快、浓度过高,会引起静脉炎、红人综合征等不良反应。

4. 缺少统一的万古霉素不合理使用评价操作标准

国内外有万古霉素TDM与剂量调整的标准化流程,也有万古霉素合理使用专家共识,但没有统一万古霉素不合理使用评价操作标准,使万古霉素临床合理使用存在一定困扰。

（四）名词定义

万古霉素不合理使用:通过审阅电子病历系统中万古霉素使用医嘱,发现与评价细则中的任一项不符,则判断为不合理。

（五）衡量指标

$$万古霉素不合理使用率 = \frac{不合理项数}{总项数} \times 100\%$$

总项数＝病例数×13（评价项数）

（同一份医嘱在不同环节发生的万古霉素不合理使用项数可以累计）

本圈根据美国疾病预防控制中心（the Center for Disease Control and Prevention, CDC）万古霉素应用标准及中国万古霉素专家共识等确定13个项评价细则,见图6-1-2。

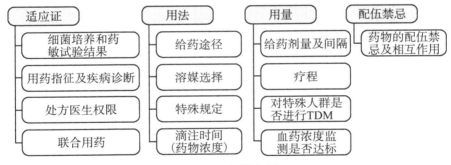

图6-1-2 评价细则

（六）选题理由

1. 对患者而言,减少药害损害或避免用药剂量过低,保障患者用药安全。

2. 对医院而言,缩短平均住院日,降低药品费用,节约医疗资源,提升患者信任度及满意度。

3. 对医生而言,医嘱录入模块化,提高给药效率;全面掌握患者用药信息,提高医嘱准确性,降低风险,提高效率。

4. 对科室而言,提升科室形象,形成团队协作长效机制,增强团队凝聚力。

四、活动计划拟订

活动计划拟订见表6-1-6。

表6-1-6　活动计划拟订

活动项目	2014.6					2014.7				2014.8				2014.9				2014.10				2014.11					2014.12				负责人
周期	1	2	3	4	5	1	2	3	4	1	2	3	4	1	2	3	4	5	1	2	3	4	1	2	3	4	5	1	2	3	4	
1. 主题选定																																马×
2. 活动计划拟订																																姜×
3. 现状把握																																杭×
4. 目标设定																																羊×
5. 解析																																朱×
6. 对策拟定																																高×
7. 对策实施与检讨																																姜×
8. 效果确认																																蒋×
9. 标准化																																张×
10. 检讨及改进																																马×
资料整理及发表																																张×

注：——表示计划线　—表示实施

五、现状把握

（一）工作流程与循证评估

工作流程与循证评估见图6-1-3和图6-1-4。

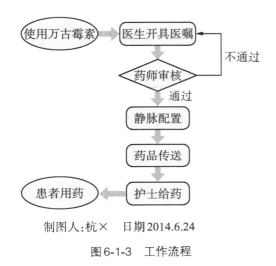

制图人:杭× 日期2014.6.24

图6-1-3 工作流程

失效模式	循证评估（FMEA）			
	严重度（S）	发生度（O）	检测度（D）	PRN值
医嘱开具错误	8	6	4	192
医嘱审核差错	6	6	8	288
调剂差错	4	6	4	96
药品传送差错	4	2	6	48
给药差错	4	4	2	32
TDM缺陷*	8	4	8	256
药学评价差错	8	4	4	128

TDM缺陷*:包括未TDM、未根据TDM结果及时调整剂量及与TDM流程相关造成的万古霉素不合理使用

图6-1-4 循证评估

（二）数据收集结果

1. 样本收集

在现状把握阶段,本圈利用电子病历系统,对每份病历中的万古霉素医嘱应用的13项内容进行合理性点评。

随机抽取了2014.3.1至2014.5.30使用万古霉素的电子病历100例。

结果发现,在这100份病历中,特殊人群未开展血药浓度监测的有26项,用药指征不符的有23项,浓度问题的有16项,万古霉素总不合理使用率为5.92%,统计结果见表6-1-7。

表6-1-7　万古霉素不合理使用率查检汇总表

查检数据 查检项目	查检项目						合　计
	未TDM	指征不符	浓度问题	联用错误	途径错误	其他	
不合理项数(项)	26	23	16	4	3	5	77
不合理率(%)	2.00	1.77	1.23	0.31	0.23	0.38	5.92
累计百分比(%)	33.77	63.68	84.46	89.70	93.58	100.00	

　　备注:"其他"项包含细菌培养和药敏试验结果、处方医生权限、联合用药、特殊规定、给药剂量及间隔、疗程、血药浓度监测是否达标、药物的配伍禁忌及相互作用8项,因发生频次低,故合并为"其他"项。

2. 改善前柏拉图

改善前柏拉图见图6-1-5。

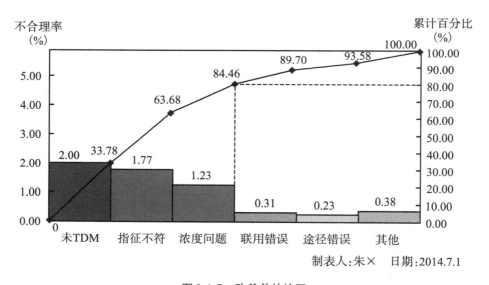

制表人:朱× 日期:2014.7.1

图6-1-5　改善前柏拉图

(三) 分　析

　　根据80/20法则,最主要原因是未TDM(即对特定人群进行血药浓度监测和剂量调整)、用药指征不符及浓度问题。因此,将改善重点定为"未TDM""指征不符"及"浓度问题"。

六、目标设定

1. 目标值设定

改善前,全院万古霉素不合理使用率为5.92%。

目标值为全院万古霉素不合理使用率低于2.13%。

改善幅度为64.02%。

2. 设定理由

目标值＝现况值－改善值

　　　　＝现况值－（现况值×改善重点×圈能力）

　　　　＝5.92%－（5.92%×84.46%×75.87%）

　　　　＝2.13%

圈能力:根据项目组成员的工作年限、学历及改进能力等综合计算得出我们项目组整体的圈能力为75.87%。

3. 文献查证

美国佛罗里达州莱克兰医疗中心使用CPOE(Computerized Physicien Order Entry)医嘱模板后,万古霉素剂量不合理率降低到2.5%。

七、解　析

(一) 特性要因图

1. 未TDM解析

未TDM解析特性要因图见图6-1-6。

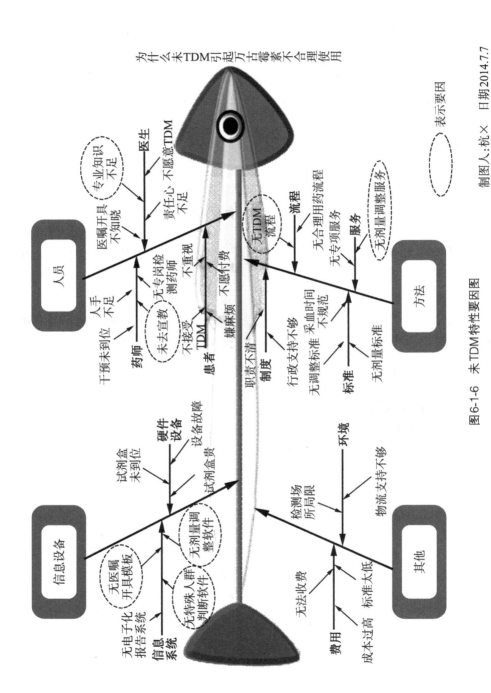

图6-1-6 未TDM特性要因图

制图人:杭× 日期2014.7.7

2. 指征不符解析

指征不符解析特性要因图见图6-1-7。

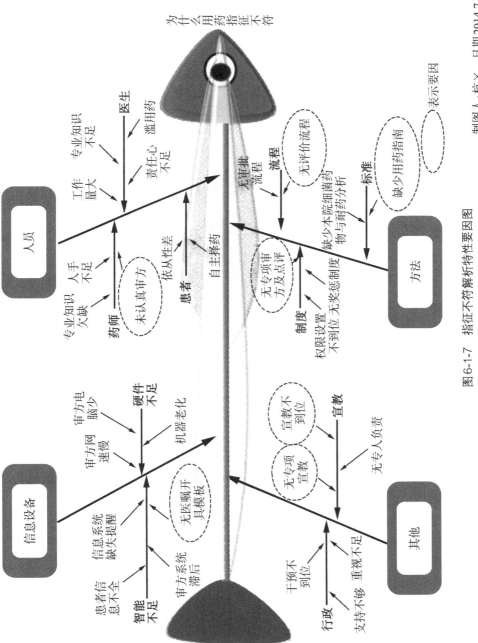

图6-1-7 指征不符解析特性要因图

3. 浓度问题解析

浓度问题解析特性要因图见图6-1-8。

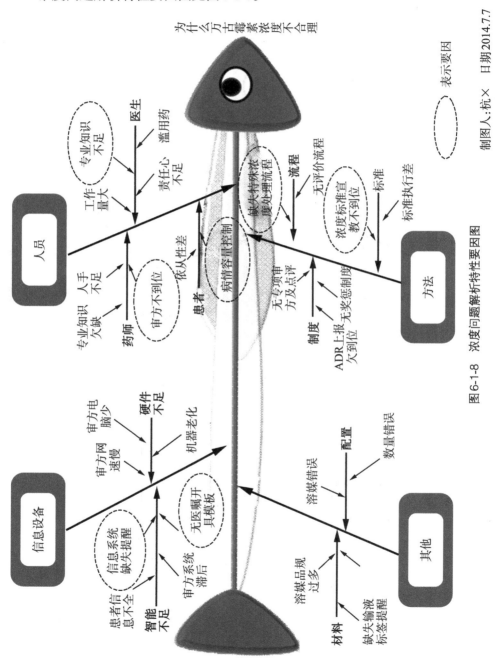

图6-1-8 浓度问题解析特性要因图

162

（二）真因验证

由圈员评分得出未TDM、用药指征不符及浓度问题的要因,按医生语言进行转换,制作真因验证调查问卷。具体操作:收集7月11—24日万古霉素不合理使用病例,按开具医生整理,进行原因评价,最后药师复核进行数据汇总分析,见表6-1-8。

表6-1-8 要因转换查检表

改善重点	要因	语言转换
未TDM	无TDM流程	无TDM流程
	无特殊人群判断软件	未意识到特殊人群
	无剂量调整软件	无剂量调整软件
	未宣教	未进行TDM宣教
	无剂量调整服务	未开展剂量调整服务
	无医嘱模板	未开发医嘱模板
	专业知识不足	未了解万古霉素相关知识
用药指征不符	无医嘱开具模板	未开发医嘱模板
	缺少用药指南	缺少用药指南
	无专项宣教	未进行专项宣教
	无评价流程	未制定评价流程
	未认真审方	审方疏忽
	无专项审方及点评	未进行专项点评
	宣教不到位	宣教不到位
浓度问题	无医嘱开具模板	未开发医嘱模板
	信息系统缺少提醒	医嘱系统缺少提醒
	缺少特殊浓度处理流程	缺少特殊浓度处理流程
	浓度标准宣教不到位	浓度标准示教不到位
	专业知识不足	浓度知识不足
	病情容量控制	病情容量控制
	审方不到位	审方不到位

1. 未TDM真因验证

未TDM真因验证汇总见表6-1-9和图6-1-9。

表6-1-9 未TDM真因验证查检汇总

查检数据	查检项目(2014.7.11—2014.7.24)							合计
	无TDM流程	未意识到特殊人群	无剂量调整软件	未进行TDM宣教	未开展剂量调整服务	未开发医嘱模板	未了解万古霉素相关知识	
发生项数(个)	12	9	8	5	3	2	2	41
累计百分率(%)	29.27	51.22	70.73	82.93	90.24	95.12	100.00	
查检:半个月共有57份病历,发生未TDM的病历有15份,每份病历面向医生调研要因,医生可以重复勾选不同原因,查检时重复计算。								

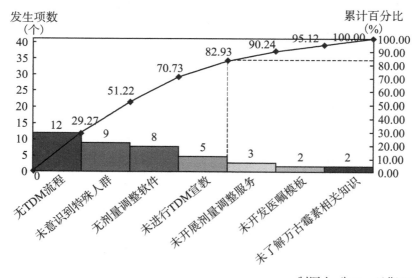

制图人:朱× 日期2014.7.24

图6-1-9 未TDM真因验证柏拉图

结论:未TDM的真因为无TDM流程、未意识到特殊人群、无剂量调整软件及未进行TDM宣教四项。

2. 用药指征不符真因验证

用药指征不符真因验证查检汇总见表6-1-10和图6-1-10。

表6-1-10 用药指征不符真因验证查检汇总表

查检数据	查检项目（2014.7.11－2014.7.24）							合计
	未开发医嘱模板	缺少用药指南	未进行专项宣教	未制定评价流程	审方疏忽	未进行专项点评	宣教不到位	
发生项数（个）	8	8	6	5	3	2	0	32
累计百分率(%)	25.00	50.00	68.75	84.38	93.75	100.00	100.00	
查检：半个月共57份病历，发生用药指征不符11份，每份病历面向医生调研要因，医生可以重复勾选不同原因，查检时重复计算。								

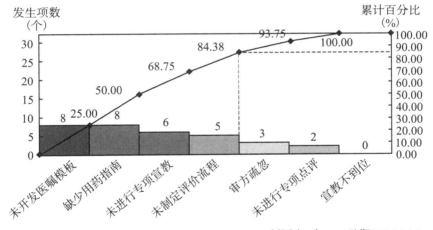

制图人：朱× 日期2014.7.24

图6-1-10 用药指征不符真因验证柏拉图

结论：用药指征不符的真因为未开发医嘱模板、缺少用药指南、未进行专项宣教及未制定评价流程。

3. 浓度问题真因验证

浓度问题真因验证查检汇总见表6-1-11和图6-1-11。

表6-1-11　浓度问题真因验证查检汇总表

查检数据	查检项目(2014.7.11－2014.7.24)							合计
	未开发医嘱模板	医嘱系统缺少提醒	缺少特殊浓度处理流程	浓度标准示教不到位	浓度知识不足	病情容量控制	审方不到位	
发生项数(个)	5	4	4	2	2	1	1	19
累计百分率(%)	26.32	47.37	68.42	78.95	89.47	94.74	100.00	
查检:半个月共有57份病历,发生浓度不合理的病历有6份,每份病历面向医生调研要因,医生可以重复勾选不同原因,查检时重复计算。								

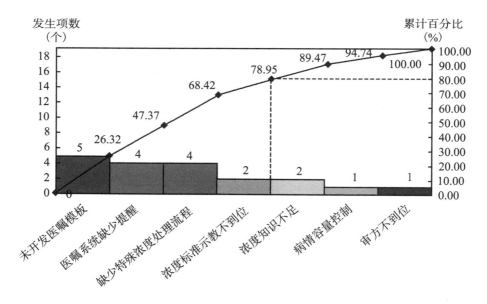

制图人:朱×　日期2014.7.24

图6-1-11　浓度问题真因验证柏拉图

　　结论:浓度问题的真因为未开发医嘱模板、医嘱系统缺少提醒、缺少特殊浓度处理流程及浓度标准示教不到位。

八、对策拟定

（一）未TDM

未TDM的对策拟定见表6-1-12。

表6-1-12 未TDM的对策拟定

真因	说明	对策措施	可行性	经济性	效益性	总分	采纳	提议人	负责人	执行时间	对策编号
A.无TDM流程	未TDM具体流程与规范	A1.信息系统设置万古霉素TDM医嘱捆绑	21	17	17	55	×	陈×			
		A2.向开展万古霉素TDM流程的兄弟医院学习	20	18	27	65	×	姜×			
		A3.对万古霉素TDM项目进行行政推广及干预	25	22	29	76	⊕	高×	姜×	9.1—9.30	对策三
		A4.对特殊人群开展TDM剂量调整	25	27	23	75	⊕	高×	姜×	9.1—9.30	对策三
		A5.在信息系统上增加万古霉素TDM提醒	23	14	21	58	×	杭×			
B.无特殊人群判断软件	特殊人群信息判断不够智能化	B1.在医嘱系统上增加患者信息维护	24	28	22	74	⊕	杭×	陈×	8.1—8.31	对策二
		B2.对特殊人群进行审方系统提醒	24	22	23	69	×	张×			
		B3.对特殊人群进行评估标准设置，并进行信息化判断	22	16	29	67	×	汪×			
		B4.医生首诊时对特殊人群患者进行信息维护	23	17	23	63	×	陈×			
		B5.电子病历系统对特殊人群有标识识别	22	23	24	69	×	汪×			

续表

真因	说 明	对策措施	可行性	经济性	效益性	总 分	采 纳	提议人	负责人	执行时间	对策编号
C. 无剂量调整药软件	没有结合血药浓度智能调整给药剂量	C1.开发医嘱智能模板	28	28	22	78	⊕	杭×	陈×	8.1—8.31	对策二
		C2.医嘱录入时进行万古霉素剂量提醒	23	14	27	64	×	羊×			
		C3.制作剂量调整的宣教资料	21	19	19	59	×	姜×			
		C4.药师审核后做电话通知	20	20	22	62	×	陈×			
D. 未宣教	对TDM流程及特殊患者宣教不足	D1.制作宣教手册	24	18	21	63	×	羊×			
		D2.对特殊人群多在病区重点宣教	24	27	23	74	⊕	张×	蒋卓	10.17—10.30	对策五
		D3.制作宣教课件并挂在医院OA网上	19	14	17	52	×	张×			
		D4.整理资料并纳入医生规培教案	21	20	22	63	×	马×			
		D5.协同信息科对如何开具TDM医嘱进行培训	19	18	14	51	×	孙×			

备注：全体圈员就每个拟定对策，依可行性、经济性和效益性项目进行对策选定。评价方式：优3分，中2分，差1分，共11人参加评分。总分为99分，74分以上为可实行对策，合并同类项后共确定3个对策群组。

（二）**用药指征不符**

用药指征不符的对策拟定见表6-1-13。

表6-1-13 用药指征不符的对策拟定

真因	说明	对策措施	可行性	经济性	效益性	总分	采纳	提议人	负责人	执行时间	对策编号
A.无医嘱开具模板	缺少医嘱开具时的各类警示和智能管控功能	A1.开发医嘱套餐	17	23	25	65	×	孙×			
		A2.根据肝肾功能智能调整剂量	18	20	27	65	×	姜×			
		A3.根据万古霉素的评价细则开发医嘱模板	28	25	23	76	⊕	杭×	陈×	8.1—8.31	对策二
		A4.万古霉素溶媒默认设置	14	23	30	67	×	马×			
		A5.根据用药指征智能控制万古霉素的使用	22	25	29	76	⊕	杭×	陈×	8.1—8.31	对策二
B.缺少用药指南	万古霉素临床用药缺乏标准，医生用药无依据	B1.各临床科室制定万古霉素用药标准	15	24	20	59	×	杭×			
		B2.制定万古霉素合理用药细则	28	28	24	80	⊕	马×	孙×	8.11—8.31	对策一
		B3.将万古霉素说明书进行系统内设置	16	22	29	67	×	汪×			
		B4.药事管理与治疗学委员会定期更改用药指南	17	23	23	63	×	孙×			

医院品管圈进阶手册

续表

真因	说明	对策措施	可行性	经济性	效益性	总分	采纳	提议人	负责人	执行时间	对策编号
C. 无专项宣教	宣教不到位，医生培训不到位	C1.对新员工加强特殊级抗菌药物的宣教	23	22	24	69	×	蒋×			
		C2.制定宣传单页并发放至临床科室	14	23	27	64	×	朱×			
		C3.对重点科室专项人员定期进行宣教	25	28	28	81	⊕	张×	蒋×	10.17—10.31	对策五
		C4.利用医院考试系统对医生进行考核	19	21	19	59	×	陈×			
D. 无评价流程	用药评价缺乏万古霉素使用规范	D1.按照万古霉素合理用药细则制定评价项目	27	24	23	74	⊕	马×	孙×	8.11—8.31	对策一
		D2.鼓励病区药房药师参与万古霉素用药	18	24	21	63	×	朱×			
		D3.对用药不合理病历进行经济处罚	20	20	22	62	×	孙×			
		D4.实现信息系统智能化评价	14	19	19	52	×	陈×			
		D5.邀请临床医生参与万古霉素用药评价	20	21	22	63	×	高×			

备注：全体圈员就每个拟定对策，依可行性，经济性和效益性项目进行对策选定。评价方式：优为3分，中为2分，差为1分；共11人参加评分。

总分为99分，74分以上为可实行对策，合并同类项后确定3个对策群组。

(三) 浓度不合理

浓度不合理的对策拟定见表6-1-14。

表6-1-14 浓度不合理的对策拟定

真因	说明	对策措施	可行性	经济性	效益性	总分	采纳	提议人	负责人	执行时间	对策编号
A. 无医嘱开具模板	缺少具有各类信息提示和智能控制功能的医嘱模板	A1.在医嘱系统中设立独立的万古霉素套餐模板	22	23	24	69	×	蒋×			
		A2.对于使用万古霉素的患者自动弹出肝肾功能状态、过敏史等信息	23	14	27	64	×	姜×			
		A3.对于溶媒错误或容量错误的医嘱录入在系统中设置自动提醒功能	28	28	22	78	⊕	杭×	陈×	8.1—8.31	对策二
		A4.万古霉素溶媒默认设置	21	19	19	59	×	马×			
		A5.明确万古霉素的浓度标准,并嵌入HIS系统	20	22	20	62	×	杭×			
B. 信息系统缺少提醒	万古霉素医嘱开具,审核,给药等环节缺乏系统信息支持	B1.在审方系统中设立独立的万古霉素审方模块	24	21	18	63	×	朱×			
		B2.对于溶媒错误或容量错误的医嘱在审方系统中设置自动拦截功能	24	23	27	74	⊕	羊×	陈×	9.15—9.30	对策四
		B3.对开具万古霉素的医嘱,自动弹出万古霉素说明书	19	19	14	52	×	朱×			
		B4.在移动护理系统增加万古霉素浓度警示提醒	21	22	20	63	×	张×			

171

续表

真因	说明	对策措施	可行性	经济性	效益性	总分	采纳	提议人	负责人	执行时间	对策编号
C. 缺少特殊浓度处理流程	使用特殊浓度时缺少沟通平台	C1.审方系统增加医生在线联系方式	19	14	18	51	×	羊×			
		C2.药师定期至重点科室收集药物不良反应情况	14	30	23	67	×	陈×			
		C3.临床药师加强万古霉素特殊浓度药学监护	15	20	24	59	×	陈×			
		C4.审方系统针对特殊浓度医嘱标识作为重点医嘱审核医嘱	22	29	25	76	⊕	羊×	陈×	9.15—9.30	对策四
D. 浓度宣教标准掌握不到位	医务人员对浓度标准掌握不足	D1.制定万古霉素浓度静滴速度,并对配置人员及护士进行宣教	28	24	28	80	⊕	张×	蒋×	10.17—10.30	对策五
		D2.加强医生对特殊浓度级抗菌药物溶媒选择的宣教	16	29	22	67	×	朱×			
		D3.筛选并确定万古霉素重点使用科室及宣教人群	17	23	23	63	×	蒋×			
		D4.加强患者宣教,对具有潜在用药危险的人群进行重点宣教,提高依从性	23	24	22	69	×	杭×			

备注:全体圈员就每个拟定对策进行对策选定。评价方式:优为3分,中为2分,差为1分;共11人参加评分。

总分为99分,74分以上为可实行对策,依可行性、经济性和效益性项目进行对策选定。经济性和效益性项目后共确定3个对策群组。

九、对策实施与检讨

<table>
<tr><td rowspan="2">对策一</td><td>对策名称</td><td colspan="2">制定万古霉素合理用药评价细则</td></tr>
<tr><td>主要因</td><td colspan="2">1. 缺少用药指南
2. 无评价流程</td></tr>
</table>

改善前:①万古霉素临床使用缺乏规范,无循证医学指导下的用药指征,导致部分临床医生选药欠合理;②万古霉素无具体的、规范的、统一的评价细则,国内对其评价的依据不一;③无万古霉素使用监测指标的规定,无药物 TDM 监测的特殊患者的具体规定等。

对策内容:

1. 明确万古霉素合理用药评价项目分级目录。
2. 制定万古霉素合理用药(治疗用药)的评价细则。
3. 制定万古霉素合理用药(预防用药)的评价细则。

对策实施:全院使用万古霉素的相关人员

负责人:孙×　　监督者:马×

实施时间:2014.8.1－2014.8.31

实施地点:全院

万古霉素合理用药(治疗用药)的评价细则

指标名称		评价依据	评价结果(除非特别指明,均以 0 为合理,1 为不合理)
一级指标	二级指标		
适应证	细菌培养和药敏试验结果【1】	①培养细菌对甲氧西林耐药而对万古霉素敏感	0 出现① 1 其他
	疾病诊断	①万古霉素适用于: a. 耐药革兰阳性菌所致的严重感染,特别是甲氧西林耐药金黄色葡萄球菌或甲氧西林耐药凝固酶阴性葡萄球菌、肠球菌属及耐青霉素肺炎链球菌所致感染;也可用于对青霉素类过敏患者的严重革兰阳性菌感染。 b. 有粒细胞缺乏症,高度怀疑革兰阳性菌感染的患者。	0:出现①且无②和③; 1:出现②或③; 2:其他。 注: 2代表"无法判断"

P D
A C

对策处置:

1. 经效果确认,该对策为有效对策,通过制定万古霉素合理使用细则,明确了医生对万古霉素合理使用细则的把握。
2. 创建行业内万古霉素合理使用点评的统一标准,提高点评数据的规范性与一致性。

对策效果确认:

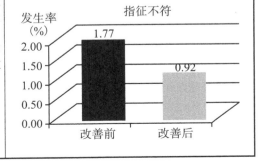

指征不符

对策二	对策名称	开发万古霉素合理用药信息系统
	主要因	1. 在医嘱系统中,患者信息不全 2. 无医嘱开具模板 3. 信息系统缺少提醒

改善前:①医生在开具万古霉素医嘱时不能很好地把握用药指征,很容易对无须使用万古霉素的情况使用了万古霉素;②医生不方便获取剂量调整的依据;③药师无法智能判断万古霉素剂量;④没有智能化的评价万古霉素合理用药率的信息系统,缺少可获取的监测数据。

对策内容:

1. 设计并开发万古霉素医嘱智能模板。

(1) 患者信息可以便捷地获知:如身高、体重、PS评分、分期、检查指标等,增加特殊患者提醒。

(2) 明确万古霉素合理使用的各项指征及要求。

2. 开发药师审方模板,为药师判断剂量是否合理提供依据。

3. 制作系列的抗菌药物合理用药评价模块。

对策实施:全院使用万古霉素的相关人员

负责人:陈× 监督者:杭×

实施时间:2014.8.1－2014.8.31

实施地点:全院

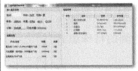
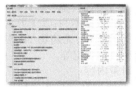

万古霉素医嘱开具与审方模板界面

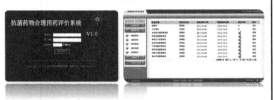

开发万古霉素合理用药信息系统

P D
A C

对策处置:

1. 经效果确认,该对策为有效对策,通过万古霉素医嘱开具智能模板的设计与开发应用,有效减少了医生在开具医嘱时对使用指征把握的不到位的发生。

2. 药师对万古霉素剂量是否合理的判断有了依据,加强了对万古霉素剂量合理性的审方。

3. 将抗菌药物合理使用信息系统注册计算机软件著作权。

对策效果确认:

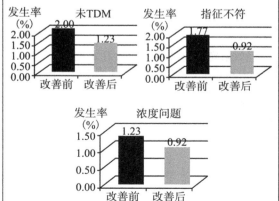

对策三	对策名称	开展万古霉素血药浓度监测及剂量调整服务
	主要因	1. 无TDM流程 2. 无剂量调整软件 3. 无特殊人群判断软件

| 改善前:①没有特殊人群判断的软件;②没有对特殊人群常规开展TDM;③没有剂量调整服务流程。
对策内容:
1. 开展万古霉素血药浓度监测,建立采血、送样、测定及报告的规范流程。
2. 根据血药浓度结果与PK/PD计算患者个体化用药剂量,并为主管医生提供剂量调整建议。 | 对策实施:ICU的临床医生
负责人:姜×　监督者:高×
实施时间:2014.9.1－2014.9.30
实施地点:ICU病房
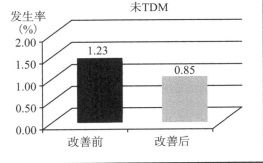
监测仪、系统界面与报告单 |

患者 ➡ 医生 ➡ 护士

- 特殊人群需要TDM
- TDM医嘱
- 采集血样(苔浓度)

医生 ⬅ 药师 ⬅ 药师

- 调整方案
- 调整剂量
- 剂量建议
- 测定血药浓度
- PK/PD

服务流程

P D
A C

| 对策处置:
1. 经效果确认,该对策为有效对策,通过开展血药浓度监测服务,提高了对特殊患者给药剂量的准确性,减少了对万古霉素的不合理使用。
2. 拟在全院推广万古霉素TDM监测与剂量调整服务。
3. 已开发TDM监测系统,获得国家计算机软件著作权。 | 对策效果确认:

未TDM
发生率(%)
2.00
1.50 ── 1.23
1.00
0.50
0.00
　　　　改善前　　0.85　改善后 |

对策四	对策名称	开展万古霉素临床使用专题审方及点评
	主要因	1. 无评价流程 2. 缺少特殊浓度处理流程

改善前:万古霉素医嘱开具存在用药指征、用药浓度、用药途径等不合理现象;药师因未设置专项审方岗位、人员不足等未加强对万古霉素的专项审方与点评,无法及时遏制万古霉素错误医嘱的发生。

对策内容:

1. 设置专项岗位,明确岗位职责,每日对万古霉素医嘱进行审核。

2. 发现医嘱错误后,将医嘱保留,并与医生沟通修改。

3. 定期组织万古霉素医嘱点评,将点评结果公示于院内网。

对策实施:全院

负责人:陈× 监督者:羊×

实施时间:2014.9.1－2014.9.30

实施地点:静脉用药调配中心

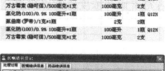

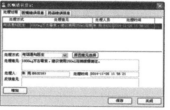

专项审方与干预

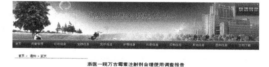

点评与结果公示

对策处置:

1. 经效果确认,该对策为有效对策。

2. 万古霉素医嘱开具错误明显减少。

3. 通过干预,提高了医生对万古霉素医嘱开具的重视程度。

对策效果确认:

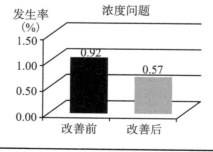

浓度问题

发生率(%)

改善前 0.92

改善后 0.57

对策五	对策名称	开展万古霉素合理使用临床宣教
	主要因	1. 对特殊人群所在病区宣教不足 2. 无专项宣教 3. 浓度标准宣教不到位

改善前：较多医务人员对万古霉素合理使用的指征、用药过程中的用药剂量、给药途径、联合用药及用药后的监测指标不明确，药师对此宣教不足、不到位。 对策内容： 1. 在相关的学术会议中推广万古霉素合理使用评价细则。 2. 在万古霉素使用多的科室做万古霉素合理使用的PPT介绍。 3. 对万古霉素不合理使用频度高的科室进行不合理案例解析。	对策实施：全院 负责人：蒋×　监督者：张× 实施时间：2014.10.1－2014.10.30 实施地点：全院 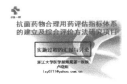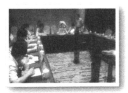 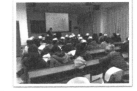 万古霉素合理使用宣教

P | D

A | C

对策处置： 经效果确认，该对策为有效对策，该对策被列入万古霉素合理使用工作制度中。	对策效果确认： 培训达186人次，考核人次达186人次，考核成绩首次达标率为82%，二次达标率为100%。 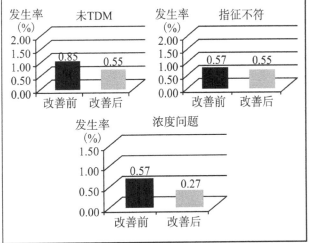

十、效果确认

（一）有形成果

1. 改善前、中、后数据

改善前、中、后数据见表6-1-15和图6-1-12。

表6-1-15　改善前、中、后数据

指标 ＼ 阶段	改善前	改善中	改善后
不合理率(%)	5.92	3.52	2.05
改善幅度(%)	—	40.54	65.37

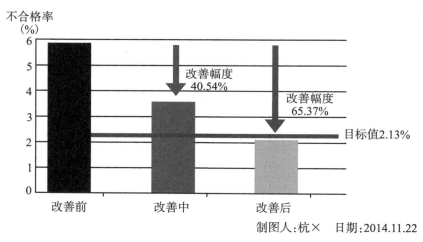

制图人：杭×　日期：2014.11.22

图6-1-12　改善前后对比图

2. 改善后查检汇总表

改善后查检汇总表见表6-1-16。

表6-1-16　改善后查检汇总表

查检项目 ＼ 查检数据	查检项目(2014.11)						合 计
	未TDM	指征不符	联用错误	途径错误	浓度问题	其 他	
不合理项数(项)	7	6	6	3	2	4	28
不合理率(%)	0.51	0.44	0.44	0.22	0.15	0.29	2.05
累计百分比(%)	25.00	46.43	67.86	78.57	85.71	100.00	

备注：数据收集时间为2014.11.2－2014.11.29，合计105份病历。

3. 目标达标率

目标达标率＝（改善后－改善前）／（目标值－改善前）×100%

$\qquad$＝（2.05－5.92）／（2.13-5.92）×100%

$\qquad$＝102.11%

4. 进步率

进步率＝（改善前－改善后）／改善前×100%

$\qquad$＝（5.92－2.05）／5.92×100%

$\qquad$＝65.37%

5. 改善前后柏拉图比较

改善前后柏拉图比较见图6-1-13。

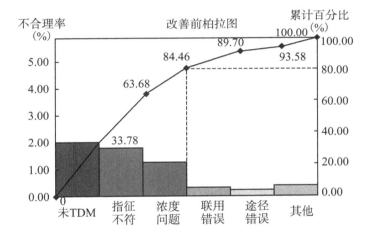

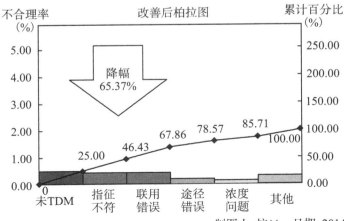

制图人：杭×　日期：2014.11.22

图6-1-13　改善前后柏拉图

（二）无形成果

1. 无形成果评分结果

无形成果评分结果见表6-1-17。

表6-1-17 改善后查检汇总表

评价项目	活动前	活动后	活动成长
品管手法	4.0	4.7	0.7↑
解决问题能力	3.7	4.4	0.7↑
凝聚力	3.7	4.5	0.8↑
愉悦感	3.5	4.2	0.7↑
沟通配合	3.6	4.5	0.9↑
责任感	3.8	4.6	0.8↑
积极性	3.6	4.5	0.9↑
和谐程度	3.6	4.3	0.7↑

2. 雷达图

雷达图见图6-1-14。

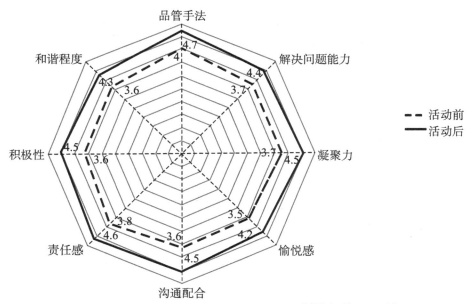

制图人：杭× 日期：2014.11.22

图6-1-14 雷达图

（三）附加效益

1. 社会效益

降低平均住院日,从11.5日降至10.6日;降低患者住院费用,从平均3.1万元降至2.9万元。

2. 提高管理效率

掌握患者用药信息,提高医嘱准确性。

3. 提高科学效益

以点带面,提高特殊级抗菌药物合理使用水平。

十一、标准化

万古霉素相关的标准化文件和合理用药评价标准见表6-1-18～表6-1-21。

表6-1-18 万古霉素血药浓度检测流程及标准化文件

类别: ■流程改善 □提升质量 □临床路径	作业名称: 万古霉素血药浓度 检测流程及标准	编号:PS-047 主办部门:药学部

一、目 的
提高万古霉素治疗效果,减少药物不良反应,为特殊患者万古霉素血药浓度检测(TDM)提供规范。
二、适用范围
全院。
三、责任者
临床药师。
四、说 明
（一）TDM流程

| 类别：
■流程改善
□提升质量
□临床路径 | 作业名称：
万古霉素血药浓度
检测流程及标准 | 编号：PS-047 |
| | | 主办部门：药学部 |

（二）作业内容

1. 目标人群：老年患者、肾功能不全患者、万古霉素中毒疑似患者以及其他需要进行万古霉素血药浓度监测的患者。

2. 采血时间：万古霉素使用3～5个剂量之后，测定峰浓度或谷浓度，峰浓度于给药后30～60分钟采集，谷浓度于给药前30分钟采集。

3. 采血要求：采用非抗凝管测定血清药物浓度，每次采血不低于2毫升。

4. 血药浓度范围：谷浓度为10～15毫克/升，复杂感染患者可升至15～20毫克/升；峰浓度25～40毫克/升。

五、注意事项

1. 血药浓度测定时间：每周一和周三。

2. 血样采集后，请送至临床药学研究中心进行检测，联系电话87236537。

六、附　则

1. 实施日期：2014.12.5。

2. 修订依据。

修订次数：					主 办 人	马×
修订日期：	核 定		审 核			
制定日期：2014.12.5						

表6-1-19　万古霉素剂量调整服务流程标准化文件

| 类别：
□流程改善
■提升质量
□临床路径 | 作业名称：
万古霉素剂量调整服务流程 | 编号：PS-048 |
| | | 主办部门：药学部 |

一、目　的

提高万古霉素治疗效果，减少药物不良反应，规范万古霉素给药剂量方案。

二、适用范围

全院。

三、责任者

临床医生、临床药师。

四、肾功能正常患者的推荐剂量

1. 一般原则：万古霉素常规推荐剂量为每天2克，每12小时1克，可按年龄、体重、病情严重程度适量增减。为降低相关不良反应（如红人综合征、低血压等），万古霉素的输注速度应维持在10～15毫克/分钟（1000毫克输注时间应>1小时）。

2. 负荷剂量：25～30毫克/千克（依据实际体重计算）。

续表

类别： □流程改善 ■提升质量 □临床路径	作业名称： 万古霉素剂量调整服务流程	编号：PS-048
		主办部门：药学部

适用人群：重症感染（如血流感染、脑膜炎、重症肺炎及感染性心内膜炎等）患者。

五、特殊人群的推荐剂量

1. 负荷剂量：对于接受高通量血液透析的感染患者、儿科重症感染患者等特殊人群，推荐负荷剂量为20～25毫克/千克，并应根据实际情况相应调整。

2. 维持剂量：

（1）肾功能减退患者：万古霉素在体内基本不代谢，给药剂量的90%以原型经肾脏清除。因此，肾功能减退患者在使用万古霉素前应评估肾功能，并根据肾功能调整给药剂量。

（2）儿童：推荐万古霉素的治疗剂量是15毫克/千克，每6小时1次，静脉滴注。

（3）老年患者：对于65岁以上患者，在万古霉素用药前应评估肾功能，并根据肾功能结果给予合适剂量。

六、维持剂量的调整

1. 基于血药谷浓度的调整：检测万古霉素血药谷浓度是指导剂量调整最关键和最实用的方法，应在第5次给药前，测定万古霉素血药浓度。美国感染病协会和美国医院药师学会仅对以下人群推荐进行血药谷浓度检测：①应用大剂量万古霉素来将其血药谷浓度维持在15～20毫克/升，并且推荐疗程较长的患者；②肾功能减退、老年患者及新生儿等特殊群体；③联合使用其他耳、肾不良反应药物的患者。

2. 基于万古霉素最低抑菌浓度（MIC）的治疗指导。

七、附　则

1. 实施日期：2014.12.5。

2. 修订依据。

修订次数：		核定		审核		主办人	马×
修订日期：							
制定日期：2014.12.5							

表6-1-20　万古霉素点评标准化文件

类别： □流程改善 ■提升质量 □临床路径	作业名称： 万古霉素点评标准	编号：PS-049
		主办部门：药学部

一、目　的

为响应国家进一步加强抗菌药物临床应用管理的号召，避免滥用万古霉素而导致的不良反应、细菌耐药及药物浪费现象的发生。

二、适用范围

全院。

类别: □流程改善 ■提升质量 □临床路径	作业名称: 万古霉素点评标准	编号:PS-049
		主办部门:药学部

三、责任者

临床药师。

四、制　度

1. 临床药师在临床医生开具万古霉素时,需给予用药建议。万古霉素初始剂量应根据患者实际体重计算,包括肥胖患者。一般为15～20毫克/千克,每8～12小时给药1次。

2. 定期对万古霉素的使用进行点评,点评内容具体包括用药指征、用药过程及用药结果三个方面,具体参考万古霉素合理使用点评标准。

3. 开展万古霉素血药浓度监测。血药浓度测定按TDM测定标准流程进行。

4. 对于万古霉素血药浓度超出正常范围的,临床药师需给主管医生提供剂量调整方案和建议。

五、附　则

1. 实施日期:2014.12.5。

2. 修订依据。

修订次数:		核定		审核		主办人	马×
修订日期:							
制定日期:2014.12.5							

表6-1-21　万古霉素合理用药评价标准

类别: □流程改善 ■提升质量 □临床路径	作业名称: 万古霉素合理用药评价标准	编号:PS-050
		主办部门:药学部

一、目　的

为响应国家进一步加强抗菌药物临床应用管理的号召,避免滥用万古霉素而导致的不良反应、细菌耐药及药物浪费现象的发生。

二、适用范围

临床药学。

三、责任者

临床药师。

四、流　程

1. 按万古霉素合理用药评价细则对万古霉素的13个点评项目进行合理性评价。评价的目录包括用药指征、用药过程及用药结果。

2. 定期组织开展万古霉素合理用药点评。

3. 将点评结果上报医务科,并在院周会上进行通报。

4. 将点评结果在院内网进行公示。

类别： □流程改善 ■提升质量 □临床路径	作业名称： 万古霉素合理用药评价标准	编号：PS-050
		主办部门：药学部

五、附　则
1. 实施日期：2014.12.5。
2. 修订依据。

修订次数：	核 定		审 核		主 办 人	马×
修订日期：						
制定日期：2014.12.5						

十二、检讨与改进

（一）活动检讨

活动优缺点及今后努力方向分析见表6-1-22。

表6-1-22　活动优缺点及今后努力方向分析

活动项目	优　点	缺点或今后努力方向
主题选定	符合JCI和等级医院评审要求，抗菌药物合理使用是目前共同关注的重点和难点	以点带面，提高特殊使用级抗菌药物合理使用水平
活动计划拟订	具有可实施行动计划，工作效率高	将制订任务计划能力运用到实践中
现状把握	采用数据回顾分析，结合现场勘查，全方位了解问题本质	继续加强对不良事件的查检登记，防止遗漏
目标设定	引入循证评价和同行比较，设定目标更为合理	使目标设定更科学化，强化循证评价的应用
解析	全面考虑工作的每一个环节，运用多种品管手法解析，寻找原因、要因、真因	加强对品管工具使用的理解，特别是对头脑风暴的运用
对策拟定	群策群力，可实施对策多	对于其他拟定可实施性对策逐一实施
对策实施与检讨	对策实施，实时对每个步骤进行成效确认，并持续改善	有些方法需要其他部门配合，时间无法自我掌控
效果确认	通过效果确认，使圈员能直观感受到成就感	希望在现有成效下，继续努力，再获佳绩
标准化	将标准化的模式运用到实际工作中	持续完善各项工作的作业标准
圈会运作情形	跨专业、跨部门、跨学科	充分调动圈员积极性
残留问题	根据改善后效果确认分析，结合80/20法则，后续应将联用错误和途径错误作为改善重点，进行持续改善	

（二）心得体会

1. 通过此项活动,我们医药护团队学习到各种品管手法,学会发现问题及解决问题的技能,提高自我管理的水平。

2. 通过本次项目的开展,我们为特殊患者提供血药浓度监测与剂量调整服务,避免剂量过低导致治疗不足及耐药菌的产生,也避免因剂量过大引起药害事件的发生。同时每年为患者节约医疗开支200余万元。

3. 优化我院万古霉素合理用药流程,创新性地加入了万古霉素血药浓度监测与剂量调整服务过程,确保了万古霉素临床使用的安全性、有效性和经济性。

4. 自主开发了TDM监测及审核系统并获得了国家计算机软件著作权,抗菌药物合理使用评价系统也正在申报过程中,为规范临床合理用药提供了信息平台。

5. 我们通过跨科、跨领域、多学科项目合作,作为优秀案例,在全国推广医院品管圈项目中起到典范作用,在分享中达到共同进步,推动了全国医院品质管理的发展。本次圈主题参加了2014年度浙大一院PDCA项目竞赛,荣获第一名;且参与2015年浙江医院品管大赛并荣获金奖。

十三、持续改善

根据改善前的柏拉图,结合80/20法则,后续对剩下的20%问题进行继续改进,见图6-1-15、表6-1-23和表6-1-24。

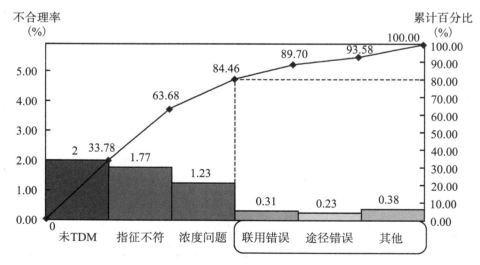

图6-1-15　问题分析

表 6-1-23　抗菌药物联合用药不合理持续改善

问题1	抗菌药物联合用药不合理
对　策	规范万古霉素抗菌药物临床联合用药,增加系统提醒及拦截功能

改善前

医嘱录入系统针对万古霉素联合用药无提醒,审方系统后台维护不完整,造成万古霉素联合用药不规范。

经2014.12.1－2015.1.31数据收集,共发生联合用药不规范事件13件,平均每月6.5件。

缺失项目	无指征联合用药	抗菌谱重叠联用药	联用其他肾毒性药物	合计
发生件数(件)	6	5	2	13
平均每月发生件数(件)	3	2.5	1	6.5
累计百分比(%)	46.15	84.62	100.00	

联用药不合理改善前柏拉图
2014年12月至2015年1月

实施时间: 2015.2.1－2015.2.28	负责人:马×　监督人:张×
	对策实施:开具万古霉素医嘱的医生及审方药师
	实施地点:医嘱录入系统及审方系统

改善内容:

(1) 根据万古霉素注射剂合理用药评价细则联合用药部分,制定审方系统维护标准。

(2) 在医嘱录入系统增加万古霉素联合用药提醒及拦截设置。

(3) 制作万古霉素联合用药宣传课件并对重点科室进行宣教。

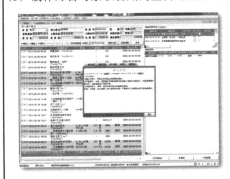
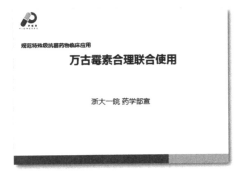

效果确认:
经2015.2.1－2015.2.28数据收集,共有4件联合用药不合理事件,见下。

缺失项目	无指征联用药	抗菌谱重叠联用药	联用其他肾毒性药物	合　计
发生件数(件)	2	1	1	4
平均每月发生件数（件）	2	1	1	4
累计百分比（%）	50.00	75.00	100.00	

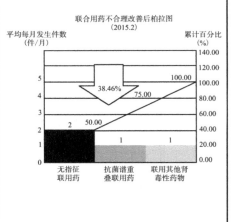

表6-1-24　万古霉素TDM报告系统不完善持续改善

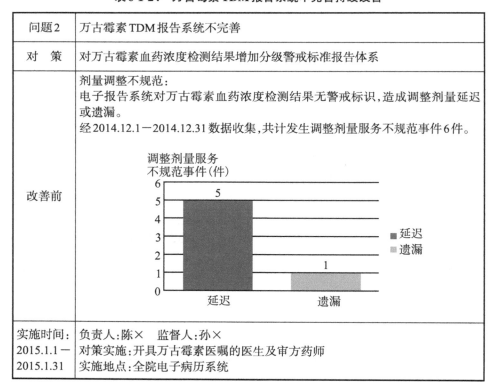

问题2	万古霉素TDM报告系统不完善
对　策	对万古霉素血药浓度检测结果增加分级警戒标准报告体系
改善前	剂量调整不规范: 电子报告系统对万古霉素血药浓度检测结果无警戒标识,造成调整剂量延迟或遗漏。 经2014.12.1－2014.12.31数据收集,共计发生调整剂量服务不规范事件6件。
实施时间: 2015.1.1－ 2015.1.31	负责人:陈×　监督人:孙× 对策实施:开具万古霉素医嘱的医生及审方药师 实施地点:全院电子病历系统

改善内容:

(1) 设置万古霉素检测结果浓度分级标准,修订万古霉素血药浓度检测流程及标准。

(2) 增加电子报告系统中对万古霉素血药浓度检测结果分级警戒标识。

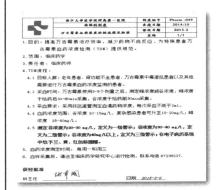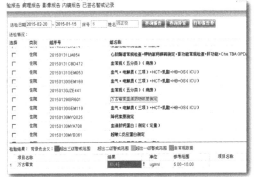

效果确认:

经2015.1.1—2015.1.28数据收集,共有4件调整剂量延迟事件,平均每月2件,未发生遗漏,改善力度达66.67%。

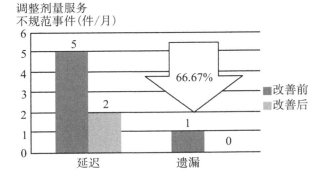

对策处置:

(1) 将万古霉素检测结果浓度分级标准纳入万古霉素血药浓度检测流程及标准。

(2) 对万古霉素血药浓度检测结果增加警戒标识目视管理,有效地降低了调整剂量延迟及遗漏等情况。

十四、效果维持

效果维持见图6-1-16和图6-1-17。

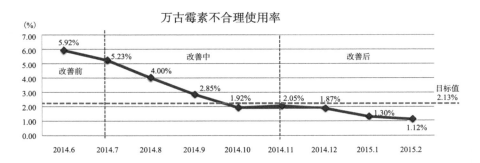

图6-1-16　万古霉素不合理使用率效果维持图

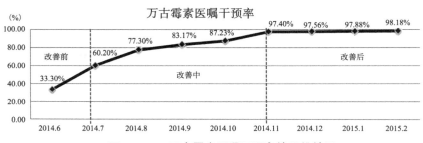

图6-1-17　万古霉素医嘱干预率效果维持图

十五、开拓圈活动成效与总结

1. 国家专利

自主开发的特殊使用级抗菌药物医嘱审核系统软件获得国家计算机软件著作权,见图6-1-18。

2. 特殊使用级抗菌药物软件推广应用

结合国内外循证指南,全国20多名抗感染领域知名专家参与了万古霉素合理使用评价细则的制订。在此基础上,借助浙大一院先进的电子信息平台,我们开发了万古霉素电子医嘱模板,促使医院处方点评的模式从事后干预转为事前规范,形成了万古霉素临床用药的评价细则,并在全省80多家医疗机构进行了推广使用。

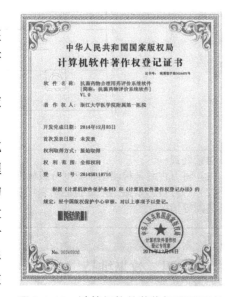

图6-1-18　计算机软件著作权登记证书

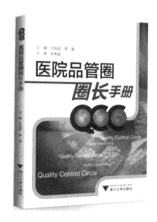

3. 学术论文

发表了SCI收录学术论文,如"Improving antimicrobial dosing in critically ill patients receiving continuous venovenous hemofiltration and the effect of pharmacist dosing adjustment.Eur J Intern Med, 2014, 25 (10):930-935."等。

4. 书 籍

所编著的《医院品管圈圈长手册》,由浙江大学出版社于2014年10月出版。

十六、下期改善主题

下期改善主题选定见表6-1-25。

表6-1-25 下期改善主题选定

主题评价题目	上级政策	可行性	迫切性	圈能力	总 分	顺 序	选 定
降低感染科抗菌药物使用强度	4.64	2.82	3.91	2.09	13.46	5	
降低特殊使用级抗菌药物使用强度	4.27	2.64	3.73	2.27	12.91	7	
降低感染科门诊抗菌药物使用处方人次率	3.91	2.27	3.73	2.64	12.55	8	
降低特殊使用级抗菌药物不合理使用率	4.82	4.09	4.64	3.36	16.91	1	结题
提高肾功能不全患者氨基糖苷类药物使用剂量合理率	4.09	2.82	2.64	2.64	12.19	9	
提高临床白蛋白合理使用率	4.64	3.91	4.45	3.18	16.18	2	★
减少不合理医嘱录入条数(提高病区医嘱合理率)	4.27	3.73	4.27	3.18	15.45	3	
提高处方点评的覆盖率	4.09	2.82	4.27	2.64	13.82	4	
提高前列地尔静脉输液合理率	3.91	3.18	2.82	2.09	12.00	10	
降低感染科输液比例(输液医嘱/用药医嘱)	3.91	3.00	3.91	2.27	13.09	6	

确定下期主题:提高临床白蛋白合理使用率。

第二节　课题达成型品管圈:全信息化门诊药房智能配发系统的开发

　　随着医疗体制改革的深入,人们对健康诉求的提高,使医院门诊患者人数迅猛增长。但是医院药房现有调剂模式是药师穿梭于普通药架调剂发药,这样既让药师比较累,发挥不了专业职能,又"怠慢"了患者,使其无奈地排队等候。为提高工作效率,降低药品调剂过程中的差错及损耗,促进药品的信息化管理及有效成本控制,实时高效监控药品的调配过程,现代药房模式应由保障供应型向技术服务型转变。在新医改时代,医院药房类型主要分为三个层次:第一层次是新建医院药房,其自动化程度高,场地范围广,建设成本高,设备维护人员工作量大;第二层次是门诊量较小的传统药房,仍然停留在手工调配模式中;第三层次是成熟医院的药房,门诊量上升幅度大,场地范围受限,亟须进行适应度高、信息化强的流程改造,缓解日益增加的工作强度,改善患者就医体验。目前,大部分医院药房处于第三层次。因此,信息化药房智能配发系统的开发迫在眉睫。

　　此类转型需求也受到国家卫计委高度重视,卫医政发〔2010〕99号文件中要求二、三级综合医院应逐步配备全自动分包装系统、自动化调剂配方系统及相适应的设备、设施和药品管理信息系统;卫办医政发〔2011〕103号文件中要求挂号、划价、收费及取药等服务窗口等候时间≤10分钟。由此可见,开发和优化门诊药房全信息化智能配发系统是医院药房发展的必然趋势。

名词解释

　　全信息化:智能配发系统各阶段与HIS进行无缝化链接,通过指定界面进行细节定制,提高个体化配置,可适应不同医院药房的需求。

　　智能配发系统:包括智能叫号系统、HIS信号接收匹配平台、智能传送系统、处方审核及提示系统。

　　(1)智能叫号系统:缴费后的处方通过智能叫号系统进行运算,将同一患者的不同时段缴费处方汇总,按照后台处方队列长短差异及审核效率,智能分配到最优化窗口。队列短的优先分配,效率快的优先分配。

　　(2)HIS信号接收匹配平台:接收智能叫号系统分配的处方,在后台运算将多张处方汇总,并判断汇总处方打印区域。药师通过扫描身份条码,在各区域登记平台打印调配单并进行药筐匹配。如:处方上A区药品多于B药品,则分配在A区,反之则分配在B区;如有C区(输液处方)或D区(部分单药品处方)药品,则智能分配到相应区域。

(3)智能传送系统:通过平台分配的汇总处方具有药品集中调配的优势,药师通过调配单(标注库位)进行调配及核对,完成后将亮灯药筐放置在传送带上。传送带的感应器智能识别亮灯药筐匹配的处方信息,通过分拨杆将亮灯药筐传送到指定窗口。为保证传送药筐的平稳运输,避免碰撞堵塞,传送带智能感应的安全距离为0.5米。

(4)处方审核及提示系统:审核药师根据智能叫号系统分配给患者的取药条码单(或通过刷卡、发票等方式)进行处方确认,并提示系统点亮对应处方药筐(出现绿色亮灯状态)且在系统界面提示药筐号、调配人、调配状态及调配时间等信息。药师找到传送至缓存架的亮灯药筐并通过审核流程发放药品,打印用药指导单指导患者用药。

一、小组概况

小组简介见表6-2-1。

表6-2-1 小组简介表

制表人:汪×

小组名称	门诊药房QCC小组							
课题名称	全信息化门诊药房智能配发系统的开发				课题类型		创新型(课题达成型)	
组长姓名	王×	姓别	男	年龄	53	文化程度	硕士	职务	主任
活动日期	2015.3－2015.12		圈会次数		12	圈会出席率		100%
小组成员介绍								
部 门	姓 名	性 别	年 龄	文化程度	工作年限	组内分工		
门诊药房	汪×	男	34	硕士	12	方案设计及实施		
	沈×	女	35	本科	12	药品货架数据定位		
	侯×	女	37	本科	15	药品区域划分		
	孙×	女	41	本科	13	药品目录筛选		
	张×	男	32	硕士	8	数据信息采集		
	陈×	男	28	本科	3	软件优化		
	任×	女	26	本科	3	方案选择与认证		

续表

部 门	姓 名	性 别	年 龄	文化程度	工作年限	组内分工
医务部	蒋×	男	30	本科	6	质量管理及维护
信息部	洪×	男	31	硕士	5	数据库维护
中心药房	张×	男	28	本科	5	资料整理

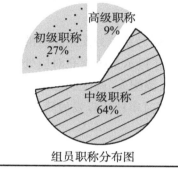

组员职称分布图

高级职称 9%
初级职称 27%
中级职称 64%

小组成员全部由本科、硕士人员组成。方案设计主要由门诊药房工作岗位上工作年限较高的人员讨论研究。实施方面由高年资主管药师带领年轻骨干进行实际操作,同时由信息药师牵头,有针对性地对门诊药房软件信息现况进行调查研究,做好软件优化工作。团队70%以上成员拥有中级以上职称,具有雄厚的专业实力和丰富的工作经验。所有成员都接受过QCC训练,并参与过问题改善型QCC活动,具有良好的创新能力。

二、前期成果追溯

前期成果追溯见表6-2-2、图6-2-1和图6-2-2。

表6-2-2   各主题改善幅度

期 数	时 间	主 题	改善幅度
第1期	2008.7－2009.2	减少门诊药房调剂内差件数	59.07%
第2期	2009.6－2010.1	降低调剂差错发生件数	50.03%
第3期	2010.7－2011.3	降低处方不合格率	62.31%
第4期	2012.6－2012.12	降低化疗药物不良事件发生率	74.32%

三、课题选择

(一)课题背景

原有的药品调剂模式启用于2003年。2009－2010年,门诊药房虽然开展了主题为"降低调剂差错发生件数"的质量改善工作,但自2010年始,门急诊就诊人次明显增加(见图6-2-3),门诊处方调剂工作负荷加大(见图6-2-4),同时门诊药房调剂工作流程繁杂(见图6-2-5),造成门诊药房调剂人员紧张,加上门诊药房场地范围限制(见图6-2-6),原有模式已经不能应对,差错率呈上升趋势。因此,开发了全信息化门诊药房智能配发系统。

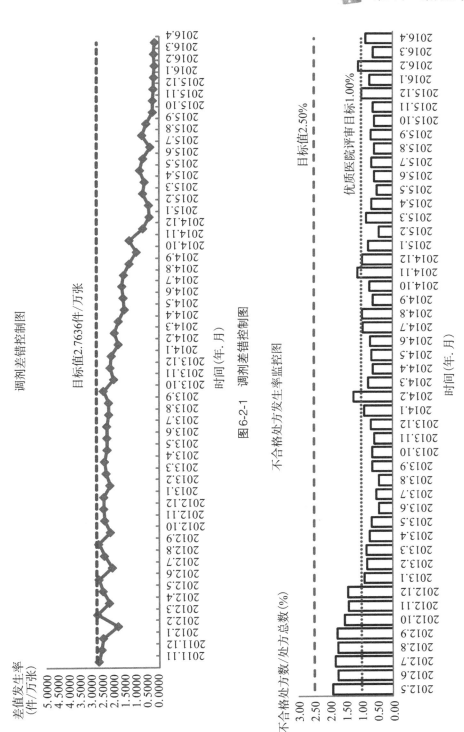

图6-2-1　调剂差错控制图

图6-2-2　不合格处方发生率监控图

195

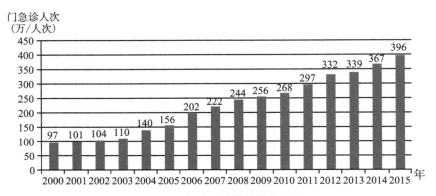

图 6-2-3　医院日益增长的业务量

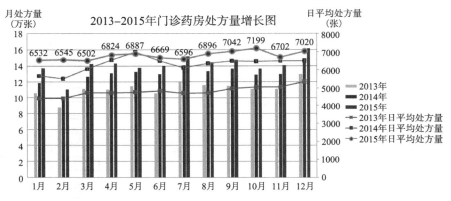

图 6-2-4　门诊药房处方调剂工作负荷增长图

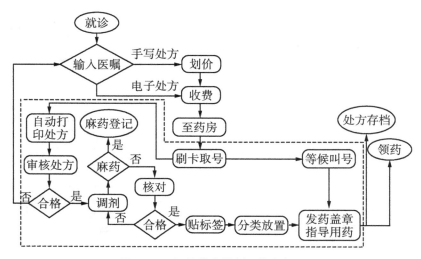

图 6-2-5　门诊药房调剂工作流程图

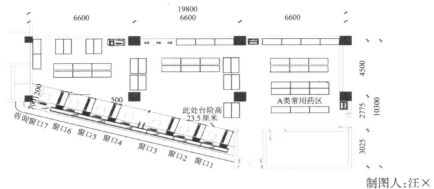

制图人:汪×

图6-2-6 门诊药房场地图

(二)问题引出

门诊药房是医院的形象窗口,是为患者提供药学服务的最终环节。因此,提高门诊药房服务质量及药师业务水平,增强药师责任感势在必行。其核心就是如何在巨大的门诊处方量(＞6800张/日;＞1100张/窗口)压力下,保质保量地为患者提供服务。针对工作质量及患者满意度,我们对处方的平均调配时间及调剂差错率进行了查检。

1. 门诊药房处方平均调配时间

门诊药房处方调配,一部分为后台处方调剂,包括处方打印、药品调配及处方审核;另一部分为前台处方发放,包括电脑确认、处方审核、药品核对发放及用药交代。小组成员随机收集2015年7月的1000张处方进行查检。其中,单处方中需要去二级库补药处方523张,拆零药品处方207张。通过对流程进行分析得出(表6-2-3)。

表6-2-3 门诊药房处方评价调配时间分析

制表人:侯×

环　节	操作步骤	时间 (秒)×发 生率	单处方平 均时间 (秒)	所占比 例(%)	累计百分比 (%)
处方 调剂	二级库补药	60×52.3%	44.38	48.37	48.37
	拆零药品	15×20.0%			
	按品种数量调剂药品	10×100%			

后台审核	审核处方(后台)	5×100%	18.38	20.03	68.40
	核对品种、数量(后台)	5×100%			
	按品种贴口服标签	8×100%			
	修改错误用法	3×12.6%			
前台处方确认	刷卡确认处方(多张处方)	2×100%	7	7.63	76.03
	找对应药筐	5×100%			
前台审核发放	核对发放,交代特殊方法	15×100%	15	16.34	92.37
其他	打印机预热,处方单打印	5×100%	7	7.63	100
总计			91.76	100	

绘制柏拉图(见图6-2-7),根据80/20法则,将"处方调剂""后台审核"及"前台处方确认"作为本次流程改造的改善重点。

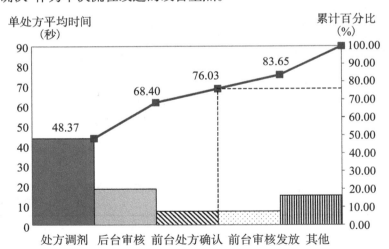

图6-2-7　门诊药房处方评价调配时间柏拉图

制图人:蒋×

2. 门诊药房的调剂外差差错率

收集2015.3.1—2015.9.1的门诊药房查检数据:外差差错总件数为32件,总处方量为101.4222万张,差错发生率为0.3155件/万张,统计结果详见表6-2-4。

表6-2-4　门诊药房调剂外差差错率

制表人:沈×

开始时间	结束时间	缺失项目						合　计
		品项错误	对象错误	数量错误	标签错误	加药错误	其　他	
3.1	9.1	16	8	3	2	2	1	32
合计(次/万张)		0.1578	0.0789	0.0296	0.0197	0.0197	0.0098	0.3155
累计百分比(%)		50.00	75.00	84.38	90.63	96.88	100.00	100.00

绘制柏拉图(见图6-2-8),根据80/20法则,发现主要原因是品项错误及对象错误。因此,改善重点定为如何改善药品"品项错误"及"对象错误",并对差错种类进行分析(见表6-2-5)。

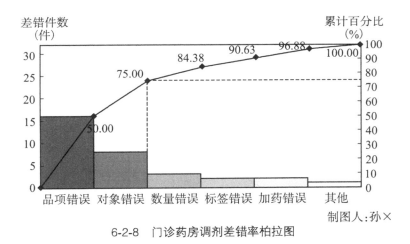

制图人:孙×

6-2-8　门诊药房调剂差错率柏拉图

表6-2-5　门诊药房调剂外差差错因素占比

制表人:沈×

差错种类	差错因素	数值(个)	所占比例(%)
品项错误	对易混淆药品的警惕性不高	2	8.33
	不同患者相似的药品,造成取错药筐	5	20.83
	同厂家相似包装	1	4.17

续表

差错种类	差错因素	数值(个)	所占比例(%)
品项错误	一品双规乃至三规	2	8.33
	看似听似药品多	6	25.00
对象错误	不同患者同样的药品,造成取错药筐	6	25.00
	单药的处方过多,前台混合放置	2	8.33
		24	100.00

通过绘制柏拉图(见图6-2-9),根据80/20法则,我们将"看似听似药品多""不同患者同样的药品""不同患者相似的药品""对易混淆药品的警惕性不高"定为造成调剂外差率高的主要原因。在实际操作中,"不同患者同样的药品"和"不同患者相似的药品"的差错因素合并为"取错药筐","易混淆药品的警惕性不高"与"看似听似药品多"合并。因此,<u>归纳统计"看似听似药品多"及"取错药筐"为我们改善的重点</u>。

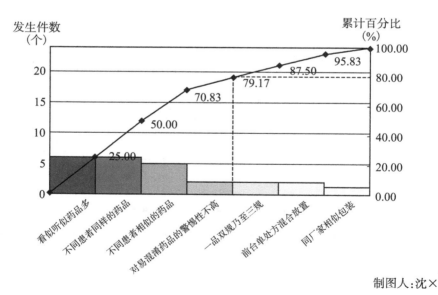

制图人:沈×

图6-2-9　门诊药房调剂外差差错因素柏拉图

(三)课题提出

通过对现况进行调查分析,我们开展头脑风暴,针对存在的问题从平均处方调配时间及调剂外差差错率两方面进行数据查检,发现影响处方调配时间的主要因素是"处方调剂""后台审核"和"前台处方确认"环节,影响调剂外差的主要因素是"看似听似药品多"和"取错药筐"。经过小组讨论,决定开发一种新的配发系统。

QCC小组提出三个参考课题,见表6-2-6,并从课题的方案原理、条件影响力进行分析,通过有效性、可行性、时间性、经济性和自主性五个方面进行加权评估,选择加权后得分最高的项目为最后的实施方案。通过评分,确定本次活动创新型课题为B——全信息化门诊药房智能配发系统。

表6-2-6 课题评分表

制表人:任×

课题评分表									
备选课题		A:全自动门诊药房发药机管理系统			B:全信息化门诊药房智能配发系统			C:全手工调配智能提示药架系统		
方案原理		将手工窗口升级改造为自动发药机系统			将手工窗口升级改造,进行个性化配置,组建智能配发系统			对原有手工窗口系统升级改造,安装提示药架进行评估		
条件影响力		有效性>可行性>时间性>经济性>自主性								
项目及权重	评分标准(满分3分)	评估结果	评估分(i)	加权分	评估结果	评估分(i)	加权分	评估结果	评估分(i)	加权分
有效性($a_1=$0.3)	能大幅提高药品配发效率,优化药品管理,减少差错(3分)	能略微提高药品配发效率	2	0.6	能大幅提高药品配发效率	3	0.9	无明显改善	1	0.3
	能略微提高药品配发效率,优化药品管理,减少差错(2分)									
	无明显改善(1分)									
可行性($a_2=$0.25)	安装过程中不影响日常药品配发工作(3分)	影响	1	0.25	不影响	3	0.75	不影响	3	0.75
	安装过程中影响日常药品配发工作(1分)									
时间性($a_3=$0.2)	用时在3个月以内(3分)	6个月以上	1	0.2	2个月	3	0.6	1个月	3	0.6
	用时3～6个月(2分)									
	用时在6个月以上(1分)									

课题评分表										
经济性 （a₄＝ 0.15）	费用小于50万元（3分）	约 400 万元	1	0.15	约 60 万元	2	0.3	20 万元 不到	3	0.45
	费用在50万～100万元 （2分）									
	费用在100万元以上（1 分）									
自主性 （a₅＝ 0.1）	能自行完成（3分）	需外 单位 合作	1	0.1	其他 部门 协助	2	0.2	自行 完成	3	0.3
	需要其他部门协助（2 分）									
	需要外单位合作（1分）									
综合得分			6	1.3		13	2.75		13	2.4
结论		根据加权分析，课题B得分为2.75分，得分最高，因此小组初步选定课题为全信息化门诊药房智能配发系统								

说明：1. 原始分评分标准：根据项目制定的具体的评分标准。

2. 加权综合评分计算方法：总分＝$a_1 \cdot i_1 + a_2 \cdot i_2 + a_3 \cdot i_3 + a_4 \cdot i_4 + a_5 \cdot i_5$。

（注：$a_1 + a_2 + a_3 + a_4 + a_5 = 1$）

3. 采用标准：选择加权后得分最高的项目为最后的实施方案。

（四）课题查新

为查询针对该课题是否已有相关的成果，小组成员对该课题进行了查新（见表6-2-7）。

表6-2-7 课题查新表

制表人：洪×

查新项目名称	全信息化门诊药房智能配发系统的开发	查新人员	洪×
查新机构	浙大一院图书馆文献检索系统	查新时间	2015.7.15
查新目的	项目鉴定		
查新范围	中国知网检索平台、维普期刊资源整合服务平台、万方数据检索平台、龙源电子期刊数据库、中国科学引文数据库		
查新点	1. 优化门诊预调配流程下患者排队模式，实现自适配队列分配模式和调剂处方的按需分配。 2. 实现对不同医院HIS系统的信息对接，具备开放接口、完备的自主软件及硬件设备，能实现药品的智能传送。 3. 实现管控药品调剂过程，降低药品调剂差错，节约费用，同时也提高管理效率。		

查新结果	委托项目在国内所检索的相关文献中未见相同报道。
查新结论	1. 在国内所检索的相关文献中,委托项目优化门诊预调配流程下患者排队模式,实现自适配队列分配模式和调剂处方的按需分配,为了能适用于不同医院HIS系统信息对接,所设系统具有开放接口、完备的自主软件及硬件设备,同时为了能加快预调配药品的传送及节约人力资源,系统具备智能传送功能,最后系统具备良好的人机交互功能,能方便地根据需求来设置功能,这在国内所检索的相关文献中未见相同报道。 2. 在国内所检索的相关文献中,委托项目实现对不同医院HIS系统的信息对接,具备开放接口、完备的自主软件及硬件设备,能实现药品的智能传送,这在国内所检索的相关文献中未见相同报道。 3. 在国内所检索的相关文献中,委托项目实现管控药品调剂过程,降低药品调剂差错,节约费用,提高管理效率,这在国内所检索的相关文献中未见相同报道。

(五) 活动计划表

活动计划表见表6-2-8。

四、设定目标及可行性分析

(一) 总目标值设定

QCC小组的总目标值为"全信息化门诊药房智能配发系统的开发",以满足门诊药房在现有压力下的各种潜伏性状况的发生。

(二) 确定目标值

根据背景调查中的数据及医院PDCA上报指标的要求,我们将总目标值分解为减少门诊处方平均调配时间及降低门诊药房的调剂差错率(外差)(见图6-2-10)。

表6-2-8 活动计划表

制作人:任×

时间 项目 活动项目		年 月 周	2015.3					2015.4					2015.5					2015.6					2015.7					2015.8					2015.9					2015.10					2015.11					2015.12				负责人
			1	2	3	4	5	1	2	3	4	5	1	2	3	4	5	1	2	3	4	5	1	2	3	4	5	1	2	3	4	5	1	2	3	4	5	1	2	3	4	5	1	2	3	4	5	1	2	3	4	
P	1. 课题选择																																																						汪×
	2. 设定目标及可 行性分析																																																						沈×
	3. 方案提出并确 定最佳方案																																																						侯×
D	4. 制定对策																																																						陈×
	5. 对策实施																																																						蒋×
C	6. 确认效果																																																						任×
	7. 标准化																																																						张×
A	8. 总结及下一步 打算																																																						孙×

因"十一"小
长假耽误

注:------表示计划线   ——表示实施

204

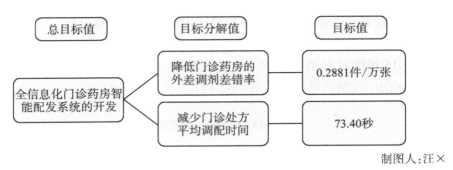

图 6-2-10　目标值分解图

1. 门诊处方平均调配时间目标值设定及可行性分析

通过流程分析和文献查检,并参考了已完成门诊药房信息化改造的标杆医院,收集相关数据,发现通过智能配发系统的使用,二级库补药率下降 40%(节省至少 10 秒)、前台寻找药筐(节省至少 3 秒)及口服标签打印和粘贴时间(节省至少 6 秒)等环节均可以减少大量时间。根据医院 PDCA 上报监测指标及门诊药房质量持续改进要求,我们对工作评估后,将改善后时间减少环节的目标值定为下降 20%(节省 18.35 秒),调配总时间目标值设定为 73.40 秒是可行的(见表 6-2-9 和图 6-2-11)。

表6-2-9　门诊处方平均调配时间　　　　　　　　　制表人:侯×

改善前(秒)	91.76
目标值(秒)	73.40

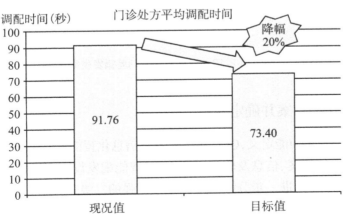

图 6-2-11　门诊处方平均调配时间下降幅度

2. 门诊药房的调剂差错率（外差）目标值设定及可行性分析

根据医院质管科的PDCA上报监测指标及门诊药房质量持续改进目标，我们将2015年度目标值定为在2014年（见表6-2-10）基础上再下降10%，即0.3201×0.9＝0.2881件/万张（见图6-2-12）。

表6-2-10　门诊药房调剂差错发生率

制表人：沈×

年份（年）	2013	2014	2015
目标值（件/万件）	0.3557	0.3201	0.2881

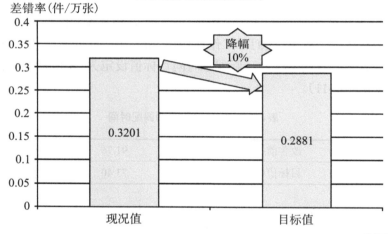

图6-2-12　门诊药房调剂差错发生率

制图人：沈×

五、提出方案并确定最佳方案

根据需求及功能定义，QCC小组提出全信息化智能配发系统。该系统应具有由硬件设计方案、信息及软件设计方案、智能配发设计方案三个部分组成的一级子方案，之后进一步分解成可操作性更强的二级子方案。在此基础上，提出若干种可选方案供比较选择，从而得出最佳实现方案，见图6-2-13。

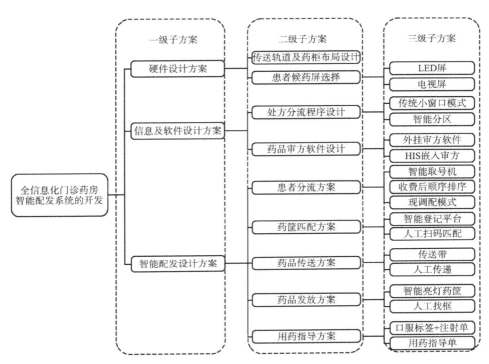

图6-2-13 全信息化门诊药房智能配发系统开发子方案

（一）硬件设计方案

硬件设计方案从传送轨道及药柜布局设计和患者候药屏选择两个方面展开，见图6-2-14。

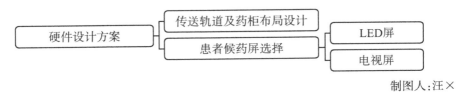

制图人：汪×

图6-2-14 硬件设计方案分解图

1. 传送轨道及药柜布局设计

根据实际空间安排传送带位置、方向及药柜布局，并与前台审核窗口对接，确保药筐快速、准确地传送到对应的缓存架上。门诊药房空间结构、传送轨道及药柜布局设计图见图6-2-15和图6-2-16。

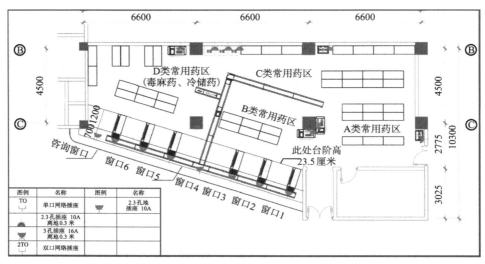

图例	名称	图例	名称
TO	单口网络插座		2.3孔地 插座 10A
	2.3孔插座 10A 离地0.3 米		
2TO	3 孔插座 16A 离地0.3 米 双口网络插座		

制图人:汪×

图6-2-15 传送带轨道及分区设计图

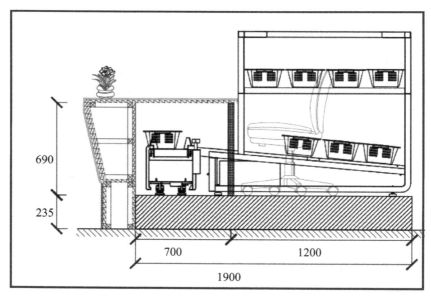

制图人:汪×

图6-2-16 药柜布局图

2. 患者候药屏选择

患者候药屏选择见表6-2-11。

表6-2-11 患者候药屏方案选择表

制表人:张×

	LED屏	电视屏
方案选择	请以下病人到 9号西药 窗口取药 李○芥 冯○玲 徐○英 朱○荣 郎○俭 张○娟 范○琴 胡○琴	西药房五号窗口 何○华 孔○英 袁○芳 付○鹤 袁○娟 潘○平 邹○蝉 周○根 任○ 胡○栋 李○林 李○斌 徐○ 余○铃 徐○超 请主动索取用药指导单,并按用药单据送请使用药品 药品一经发出,除质量原因不得退换!
可靠性	需要专业人士安装、指导操作并完成后期维护,初期安装耗时3天,不具备可靠性	小组成员在相关人员协助下可自行完成安装调试和后期维护,初期安装耗时2小时,具备可靠性
分辨率	LED屏单窗口显示8个患者姓名,清晰度差,不具备足够的分辨率	单窗口电视屏显示16个患者姓名,清晰度高,具备足够的分辨率
综合评价	小组成员对经济性、操作性进行综合评价,发现两者价格相差无几,电视屏操作更灵活,可随意增加内容,并具备可靠性和高分辨率,患者名字清晰显示,美观度佳	
结论	不采用	采用✓

(二) 软件设计方案

软件设计方案从分区程序设计和药品审方软件设计两个方面来展开,见图6-2-17。

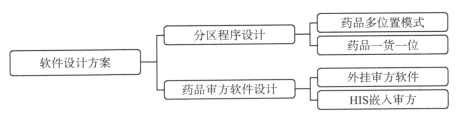

图6-2-17 软件设计方案分解图

1. 分区程序设计

分区程序设计见表6-2-12。

表6-2-12　分区程序方案选择表

制表人：张×

	药品多位置模式	药品一货一位
方案选择	甲钴胺片(弥可保) 5号　4号　3号　2号　1号 窗口服务柜台	
上架效率	按每天8小时工作时间,单药平均每天消耗数量为50盒,上架人员每日3名,准备药品时间按每半天1小时为标准进行计算	
	上架速率为1500盒/(人·小时),补充药品种类为90种,不满足每天所需上架药品数量	上架速率为2200盒/(人·小时),补充药品种类为792种,满足每天需上架的药品数量
药品数量	单窗空间只有总有效空间的1/6,加上增加额外药柜,单药存储数量低,无法满足调剂时所需的数量,需经常补药	一货一位排除了窗口间的空间损耗和药柜占地,在增加调剂区域药品种类后,经测算单药存储数量仍平均扩大至原有的3倍,可以满足每种药品调剂时所需的数量
药品种类	由于空间受限,单窗只能常规存放药品192种,在调剂区域内只能完成常规调剂处方的63%,经常需要前往二级库补药	一货一位降低了空间损耗,在扩大药品储存量的同时也增加了药品常规存放种类,经过规划,总药品种类增加至504种,在调剂区域内可以完成常规调剂处方的95%
可操作性	由于空间受限,药品位置难以调整,无可操作性	可以根据大数据处方信息定期调整药品摆放位置,药品位置可操作性强

分析评价	选择条件	上架效率	药品数量	药品种类	可操作性
	药品多位置模式	×	×	×	×
	药品一货一位	✓	✓	✓	✓

结论	不采用	采用✓

2. 药品审方软件设计

药品审方软件设计见表6-2-13。

表6-2-13　药品审方软件设计选择表

制表人：张×

	外挂审方软件	HIS嵌入审方
方案选择		
操作性及相应时间	药师需在医院HIS系统和外挂审方软件间切换，响应时间为1秒	药师可以直接通过医院HIS系统完成审方工作，响应时间为100毫秒
经济性及开发周期	相关软件编写费用为5000元，开发周期为25天	相关系统修改费用为500元，开发周期为7天
可靠性	错误率为1.8次/1万张处方	错误率为0.2次/1万张处方
综合评价	依据实际审方流程，HIS嵌入审方操作性强，响应时间短，经济效益高，开发周期短，可靠性高	
选择结果	不采用	采用✓

（三）智能配发设计方案

智能配发设计方案见表6-2-14。

表6-2-14　智能配发设计方案选择表

制表人：张×

选择方案	智能取号机	收费后顺序排序	现调配模式
方案流程			
分析评价	在患者分流过程，主要功能是使患者有序排队和均匀分流。对于这两种功能，智能取号机皆具备，收费后顺序排序具备一种功能，而现调配模式则两种功能皆不具备		
结　论	采用✓	不采用	不采用

1. 处方分流方案选择

处方分流方案选择见表6-2-15,其数据记录见附件中6-2-2。

表6-2-15 处方分流方案选择表

制表人:任×

	智能分区	传统小窗口模式
选择方案	*图示:输液 儿-特 5号 4号 B区 3号 2号 1号 A区 窗口服务柜台*	*图示:5号 4号 3号 2号 1号 窗口服务柜台*
分流原理	根据药品区域进行分流	根据调剂窗口进行分流

二级库补药率:

随机抽取一天中300张处方,计算需去二级库补药的处方数

处方分类 \ 模式	智能分区		传统小窗口模式	
	数量(张)	占比(%)	数量(张)	占比(%)
二级库补药处方	92	30.67%	151	50.33%
非二级库补药处方	208	69.33%	149	49.67%
小　结	二级库补药率为30.67%,低		二级库补药率为50.33%,高	

	智能分区	传统小窗口模式
人均工作强度(计算方法详见附件6-2-2)	随机抽取30个工作日,日均处方量为5877张,计算人均工作强度为12.50%	随机抽取30个工作日,日均处方量为5275张,计算人均工作强度为16.67%
合理按劳分配	个人工作量不受限制,多劳多得	个人工作量为该窗口均分,受窗口分配限制
区域性和及时性	处方与区域内药品位置共享,不受实际药品位置影响,具备区域性、及时性	处方与药品位置无联系,受小窗口个数影响,不能及时分配,不具备区域性、及时性
综合评价	智能分区模式降低药师二级库补药率,大大降低了药师工作强度,合理按劳分配,提高药师工作积极性,并具备区域性和及时性	
结　论	采用✓	不采用

2. 药筐匹配方案选择

药筐匹配方案选择见表6-2-16。

表6-2-16　药筐匹配方案选择表

制表人：陈×

选择方案	智能登记平台										人工扫码匹配	
方案原理												
设备仪器												
实验原因	由于药筐匹配过程中的主要时间来源是扫码，所以对两种方案中的扫码阶段进行时间测算											
实验目的	测算两种方案的扫码时间											
实验方法	各取10个筐进行扫码，测算扫码时间，取平均值，取得每个筐的扫码平均时间											
实验结果		1	2	3	4	5	6	7	8	9	10	平均值
	扫码1（秒）	3.23	3.12	2.98	2.97	3.02	2.88	3.33	3.20	3.11	3.08	3.09
	扫码2（秒）	3.22	3.15	2.99	3.34	3.08	2.95	3.29	3.37	3.21	3.01	3.16
	扫码3（秒）	3.42	3.36	3.55	3.17	3.17	3.45	3.23	3.47	3.29	3.22	3.33
耗　时	扫码1耗时3.09秒，时间短										扫码2和扫码3共耗时6.49秒，时间长	
设备情况	1个智能登记平台，半年检测一次，不易损坏										≥2套人工扫码装置，每月检测一次，损坏率高	
分析评价	智能登记平台所需扫码时间短且维修率低											
结　论	采用✓										不采用	

3. 药品传送方案选择

药品传送方案选择见表6-2-17。

表6-2-17 药筐匹配方案选择表

制表人:沈×

	传送带	人工传递
选择方案	A区传送带　B区传送带 转角分流传送带　中央传送带	
优　点	①优化人力资源;②降低工作强度;③提高便捷程度;④保持环境整洁;⑤适用于大于50平方米的工作空间	①调配机动性高;②适用于小于10平方米的工作空间
缺　点	传送带需定期维护	药师工作强度大,人力资源利用率低
综合评价	药房的实用面积为100平方米左右,适用于传送带方案,该方案人力资源优化强,工作强度低,具备便捷性,有利于环境整洁	
结　论	采用✓	不采用

4. 药品发放方案选择

药品发放方案选择见表6-2-18。

表6-2-18 药品发放方案选择表

制表人:侯×

	智能亮灯药筐	人工找筐
方案选择		
实验原理	药品发放主要受药筐寻找时间和准确率的影响	
实验目的	计算比较药筐寻找时间和准确率,选出最佳药品发放方案	

续表

实验方法	同一名药师分别用两种方案找30筐药品,计算找筐平均时间及准确率				
实验结果	方案＼效益	总时间(秒)	平均时间(秒)	找错筐数量(个)	准确率(%)
	人工找筐	900	30	1	96.7
	智能亮灯药筐	300	10	0	100
分析评价	智能亮灯药筐节约找筐时间并提高准确率				
结 论	采用✓			不采用	

5. 用药指导方案选择

用药指导方案选择见表6-2-19。

表6-2-19 用药指导单方案选择表

制表人:孙×

	口服标签	用药指导单
选择方案		
优 点	口服标签与药品一一对应,不易混淆	①省却贴标步骤,加快调剂速度;②优化人力资源;③不会破坏药品原有包装;④用药信息全面
缺 点	①需要贴标,影响调剂速度;②易贴错药盒,产生隐患;③破坏药品原有包装,不利于患者识别药品	对患者文化程度有一定要求
分析评价	用药指导单省却贴标步骤,不破坏原包装,用药信息全面,提高服务质量,增强患者用药安全意识	
结 论	不采用	采用✓

（四）确定最佳方案

经过以上一系列的分析评估，QCC小组成员确定了组建全信息化智能配发系统的最佳实施方案（三级子方案），见图6-2-18。

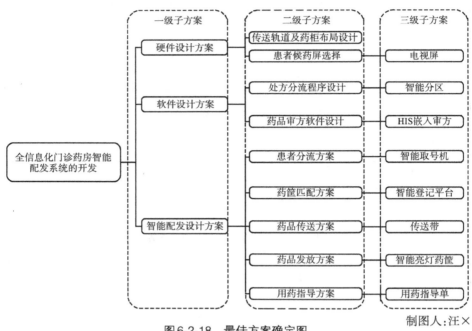

图6-2-18　最佳方案确定图

制图人：汪×

六、制定对策

根据确定的最佳方案，我们制定以下对策，见表6-2-20。

表6-2-20　对策表

制表人：任×

序号	对策	目标	措施	地点	时间	人员
1	基建及传送带、电视屏安装	完成基建工作和传送带及电视屏安装	1. 基建图纸设计和场地改造 2. 药柜、电视屏及传送带排布	门诊药房	2015.7	汪×
2	编写药品分区程序	设定药品分区程序，实现分区准确率100%	1. 进行药品定位，实现一货一位 2. 根据定位数据实现分区 3. 程序调试及检验	办公室	2015.7	张×
3	引进一体化智能登记平台	实现人筐、药筐匹配准确率100%	1. 人筐匹配设定 2. 药筐匹配设定 3. 效果检验	门诊药房	2015.8	孙×

续表

序号	对策	目标	措施	地点	时间	人员
4	智能传送带配置	传送带功能模块正常运行	1. 双入口传送带选择 2. 传送带功能模块选择 3. 效果检验	门诊药房	2015.9	沈×
5	信息交互配套软件设计	完成医院 HIS 系统与登记平台的有机融合	1. 开发信息交互配套软件 2. 编写代码及调试程序 3. 效果检验	办公室	2015.10	侯×
6	发放用药指导单	提供全面、实用的用药指导模式	1. 用药指导单形式设计 2. 用药指导单内容设计	门诊药房	2015.11	陈×

七、对策实施

(一) 实施一：基建及传送带、电视屏安装

QCC 小组成员依据传送带及药柜布局设计图和候药选择方案来实施,见表 6-2-21。

表 6-2-21 基建及传送带、电视屏安装

制表人:汪×

实施结果	1. 将患者候药屏更换为功能及自定义模式更加丰富的电视屏。 2. 将柜台设计为大窗口敞开模式。 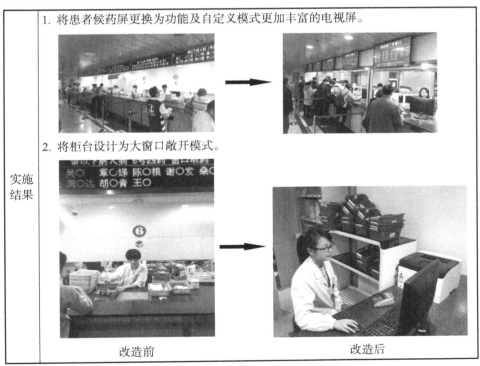 改造前　　　　改造后

实施结果	3. 后台传送体系改造,合理布局,提高有限场地的利用率,提高工作效率。 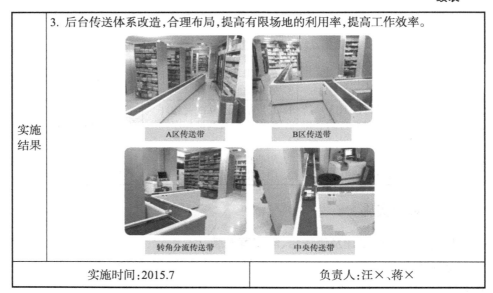 A区传送带　　　　　　　　　B区传送带 转角分流传送带　　　　　　中央传送带
实施时间:2015.7	负责人:汪×、蒋×

实施一目标检查:完成基建方案和传送带及电视屏安装,目标实现。

(二) 实施二:编写药品分区程序

1. 取半年门诊药房所有调剂处方进行大数据分析,根据药品专科主要组合方式将所有药品进行货位设定(见图6-2-19),并进行动态调整。根据货位数据设定,一货一位摆放药品(见图6-2-20)。

图 6-2-19　分区程序数据库

制图人:张×

218

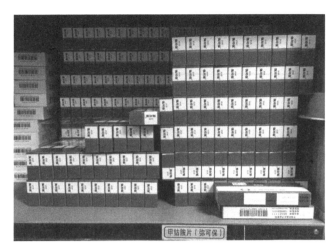

图6-2-20 药品一货一位摆放

2. 对调剂处方进行A/B分区设定,根据药品在处方上的占比分配调剂区域(见图6-2-21),将输液处方分配至输液窗口,将儿科和麻精药品分配至儿科–特殊药品窗口(见图6-2-22)。

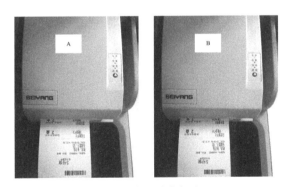

图6-2-21 分区处方打印

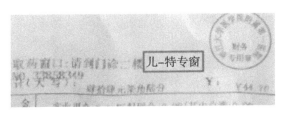

图6-2-22 儿–特专窗取药发票

3. 程序测试,即随机抽取3000张处方进行药品分区测试,见表6-2-22。

表6-2-22 处方分区测试表

制表人:任×

分区 指标评价	药品分区调试测试			
	A区	B区	输液窗	儿科–特殊药品
处方分区(张)	1328	874	442	356
药品调剂测试(次)	1328	874	442	356
分区准确率(%)	100	100	100	100

实施二目标检查:处方分区准确率达到100%,目标实现。

(三)实施三:引进一体化智能登记平台

1. 制作药师工号条码,扫码登记工作记录。利用软件制作药师条码(见图6-2-23),通过条码扫码仪(见图6-2-24)录入药师信息(见图6-2-25)。

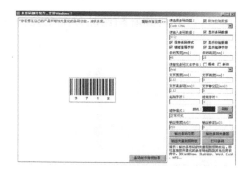

图6-2-23 条码制作界面

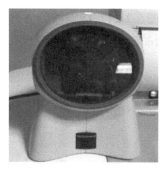

图6-2-24 条码扫码仪

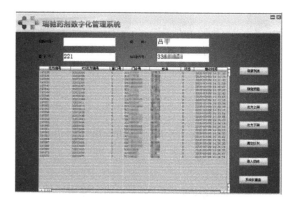

制图人:孙×

图6-2-25 药师信息及筐号录入界面

2. 绑定智能药筐唯一编号(见图6-2-26),通过一体化智能登记平台感应匹配(见图6-2-27),每张处方对应一个药筐(见图6-2-28)。

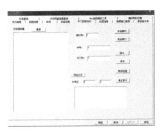 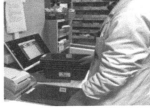 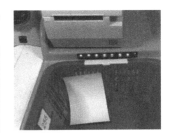

图6-2-26 筐号编码界面   图6-2-27 药师操作图   图6-2-28 筐与处方完成匹配

3. 小组成员通过效果检验,实现调剂药师上岗条码和智能药筐编号的唯一性,最终使人员、药筐和处方的匹配准确率达到100%,符合对策目标的要求。

实施三目标检查:人员、药筐和处方的匹配准确率达到100%,目标实现。

(四)实施四:智能传送带配置

1. 通过实际测量考察场地,最终采用双入口传送带模式,见图6-2-29和图6-2-30。经过实际测试,传送进入主道的规则确定为A入口优先法则。

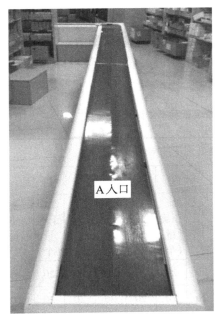 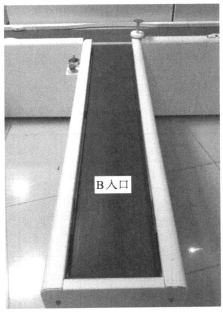

图6-2-29 传送带A入口   图6-2-30 传送带B入口

2. 传送带系统包括紧急启停控制按钮（见图6-2-31）、定点智能扫描（见图6-2-32）、自动分拨装置（见图6-2-33）和手动紧急复位按钮（见图6-2-34）四个部分。

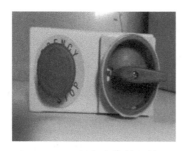

图6-2-31　紧急启停控制按钮

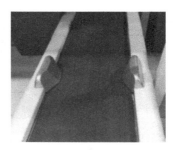

6-2-32　定点智能扫描

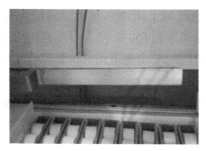

图6-2-33　自动分拨装置

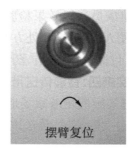

图6-2-34　紧急复位按钮

3. 小组成员通过效果检验，对各项功能模块进行测试，检测数据处理的正确率。最终数据结果显示，各项功能运行成功率为100%，符合对策目标的要求（见表6-2-23）。

表6-2-23　传送带分拨处理正确率测试表

制表人：沈×

测试人	传送带分拨处理正确率测试												正确率(%)
	1号窗		2号窗		3号窗		4号窗		5号窗		6号窗		
	测试框量(个)	处理正确量(个)	测试框量(个)	处理正确量(个)	测试框量(个)	处理正确量(个)	测试框量(个)	处理正确量(个)	测试框量(个)	处理正确量(个)	测试框量(个)	处理正确量(个)	
孙×	20	20	20	0	20	20	20	20	20	20	20	20	100
沈×	20	20	20	20	20	20	20	20	20	20	20	20	100
张×	20	20	20	20	20	20	20	20	20	20	20	20	100

实施四目标检查:传送带功能模块运行成功率达到100%,目标实现。

(五) 信息交互配套软件设计

1. 开发信息交互配套软件(见图6-2-35)。该软件能够接收HIS基础信息和调配平台数据,提示对应亮灯药筐和药师调配的相关信息(见图6-2-36),同时通过该软件可进行处方和工作量统计查询工作。

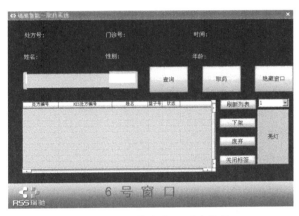

图 6-2-35 信息交互配套软件

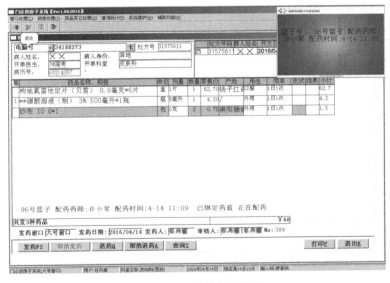

图 6-2-36 信息调配界面

2. 编写代码(见图6-2-37)并邀请专业的软件工程师对系统进行指导和修改完善(见图6-2-38)。

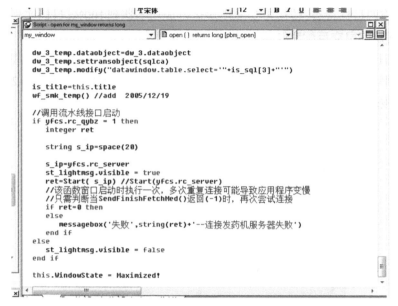

图6-2-37　代码编写程序

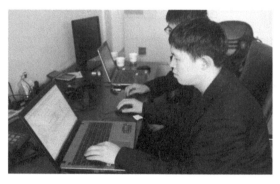

图6-2-38　软件工程师指导工作

3. 小组成员通过效果检验,数据检验结果显示处方信息显示成功率达100%,确认亮灯成功率达100%,处方、工作量统计正确率达100%,符合对策目标的要求。

实施五目标检查:医院HIS系统与智能配发平台完成有机融合,目标实现。

(六)用药指导单设计

以医院处方为蓝本,设计用药指导单格式,并在药品详单中将药品按口服、外用和注射进行分类,标示特殊存储药品和需要特殊交代的药品(见图6-2-39)。

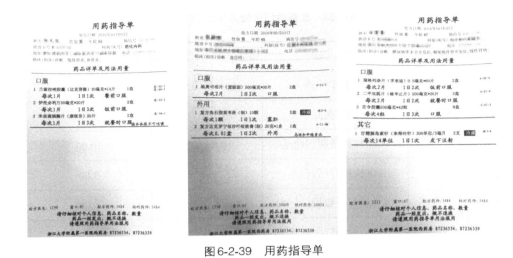

图6-2-39 用药指导单

实施六目标检查:用药指导单信息全面,清晰易懂,目标实现。

八、确认效果

(一) 目标值完成情况

1. 门诊处方平均调配时间

通过对流程进行分析,智能配发系统中二级库补药率、后台处方审核及前台寻找药筐等环节均可通过系统的融入减少所耗时间,收集10月份和11月份的门诊药房查检数据,平均处方调配时间从改善前的91.76秒降低到了改善后的68.28秒(见表6-2-24)。由此可见,新流程在保质保量完成基础工作的同时,也提高了工作效率。

目标达标率=(改善后－改善前)/(目标值－改善前)×100%

=(68.28－91.76)/(73.40-91.76)×100%=127.88%

2. 门诊药房的调剂外差差错率

经过2个多月的运行测试,门诊药房全信息化智能配发系统在日最高处方量达到7200张的压力强度下运行稳定。为了验证智能配发系统的有效性,我们对改善后的药品调剂差错率和平均处方调剂时间进行查检。2015年11月,流程改造满2个月,收集10月份和11月份的门诊药房查检数据和其他相关部门的差错反馈,调剂差错率为0.2860件/万张。由此可以发现,经过流程改造,我们维持了低于目标值的差错率,也验证了该流程的可行性。

表6-2-24　改善后门诊处方平均调配时间

制表人:侯×

环　节	操作步骤	时间(秒)×发生率	单处方平均时间(秒)
处方调剂	二级库补药	60×30.67%	18.40
	拆零药品	15×20.0%	3.00
	按品种数量调剂药品	10×100%	10.00
后台审核	审核处方(后台)	5×100%	5.00
	核对品种及数量(后台)	5×100%	5.00
	按品种贴口服标签	0	0
	修改错误用法	3×12.6%	0.38
前台处方确认	刷卡确认处方(多张处方)	2×100%	2.00
	找对应药筐	1.5×100%	1.50
前台审核发放	核对发放,交代特殊用法	15×100%	15.00
其他	调配单及指导单打印	8×100%	8.00
	口服标签打印	0	0
总计	总计		68.28

目标达标率＝(改善后－改善前)/(目标值－改善前)×100%

＝(0.2860－0.3155)/(0.2881－0.3155)×100%＝107.66%

(二) 无形成果

无形成果表示见表6-2-25和图6-2-40。

表6-2-25　无形成果数值表

制表人:汪×

编号	评价项目	活动前		活动后		活动成长	正/负向
		合计	平均	合计	平均		
1	品管手法	38	3.2	55	4.6	1.4	↑
2	解决问题能力	37	3.1	52	4.3	1.2	↑

续表

编号	评价项目	活动前		活动后		活动成长	正/负向
		合计	平均	合计	平均		
3	凝聚力	35	2.9	50	4.2	1.3	↑
4	愉悦感	34	2.8	48	4	1.2	↑
5	沟通配合	34	2.8	50	4.2	1.4	↑
6	责任感	38	3.2	55	4.6	1.4	↑
7	积极性	40	3.3	53	4.4	1.1	↑
8	和谐程度	37	3.1	50	4.2	1.1	↑

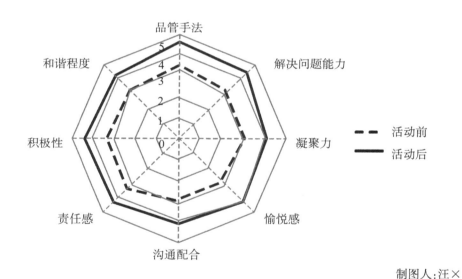

制图人:汪×

图6-2-40　无形成果雷达图

（三）其他效益

在如此大的处方增长量的情况下,门诊药房人员却没有增加,根据2013—2015年门急诊排班表分析,2013年至今,门急诊药房总人数减少3人,药师比例下降10.26%(见表6-2-26)。

表6-2-26　2013—2015年门急诊药房人员对比表

制表人:汪×

门急诊药房人员　　　　年份	2013年	2014年	2015年
药师(人)	39	35	35
辅助人员(人)	1	5	2
合计(人)	40	40	37

门急诊药房在人员骤减的情况下,能够顶住压力,保质保量地完成日常繁忙的处方调配审核工作。由此可见,2014年及2015年的各项措施与改进是卓有成效的。

九、标准化

为了更好地使用及推广药品智能配发系统,QCC小组在后期主要采取了三个方面的措施见表6-2-27～表6-2-29。一是编写操作规范,便于正确地掌握系统操作。二是收集问题编写相关的标准化作业指导书,使故障排查工作流程化和规范化。三是将"药品智能配发系统"转化为专利成果(见附件6-2-3),在保护核心技术的同时,使其能够在系统内推广应用。会议记录见附件6-2-4。

表6-2-27　标准化一:门诊药房智能配发系统使用规范

类别: ■操作规范 □流程改善 □提升质量	作业名称:门诊药房智能配发系统规范	编号:znpfQX-1
		主办部门:药学部门诊药房
一、登记平台开机流程 打开总电源→打开电脑按钮→打开程序→检查打印机电源是否正常开启 二、开启网关程序(需先打开网关程序后,再打开OpenDoor程序) 1. 网关程序开启		
	网关程序开启后无须进行任何操作,拉到边缘地区防止关闭而影响数据接收。	

续表

2. 开启 OpenDoor 程序

 开启打印处方程序无须任何操作,只需要药师在打印处方前刷取工牌,便于统计工作量。

注意:早上会遇到不接收处方或者是打印机不打印小票的情况,需要重新启动绑定药筐 OpenDoor 程序。

三、前台程序

1. 在打开 HIS 前必须启动瑞驰前台程序 RCFM。

2. RCFM 程序被隐藏,可从任务管理器找到,结束进程后,重新开启。

3. 前台可指定1、2、3小时不来拿药的药筐亮灯,其他不亮的也可将其回收。

四、充电架使用

药筐充电,对应位置变成绿灯表示充满。

五、遇到小问题

1. 前台药筐卡住,请自主按下修复按钮,按钮位置在传送带和缓存架中间处,为银色按钮。

2. 打印机不打印:①打印机不能正常打印,先检查电源是否开启;②将 OpenDoor 软件关闭重启;③关闭打印机,把后方数据线重新插一次,然后按住出纸键的同时打开打印机,按住出纸键5秒;④电脑重启。

3. 传送带出现卡筐情况,需把药筐拿起重新按顺序放入。

4. 当扫码器无法扫描用户时,观察扫码器上的灯,蓝色为正常,白色说明 USB 插孔松动。

六、注意事项

1. 正确使用传送带,将药筐放在指定区域。

2. 药筐绑定时,请停留至补药单打出后再拿走药筐。

3. 请勿坐在传送带上,防止传送带因重力过载而跳闸。

4. 如果有液体洒漏在传送带上,请及时拍下急停按钮或通知服务人员。

5. 在清洁传送带时,请用干毛巾加少量酒精擦拭,勿用湿毛巾,防止漏电伤人。

制定:孙×	审核:沈×	批准:王×	日期:2015.10.20

表6-2-28　标准化二:门诊药房智能配发系统标准化操作规范

类别: ■操作规范 □流程改善 □提升质量	作业名称:门诊药房智能配发系统标准化操作规范	编号:znpfQX-2
		主办部门:药学部门诊药房

	操作	图示
1	打印机自动打印出处方药品信息	
2	补齐药品,将智能药筐放入传输轨道	
3	亮灯药筐自动传输至智能定位缓存架	
4	将药筐放入缓存架玻璃隔板	
5	扫描就诊卡或取药发票等取药凭证,智能药筐指示灯亮	
6	取走药筐,核对药品,交给患者	

制定:任×	审核:沈×	批准:王×	日期:2015.10.30

表6-2-29　标准化三:智能登记平台标准化作业指导书

智能登记平台标准化作业指导书2015版	问题一:药筐IC卡不匹配
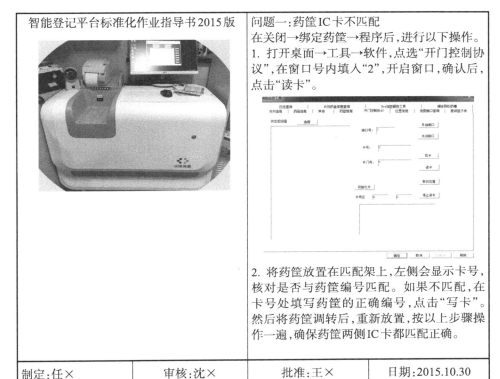	在关闭→绑定药筐→程序后,进行以下操作。 1. 打开桌面→工具→软件,点选"开门控制协议",在窗口号内填入"2",开启窗口,确认后,点击"读卡"。 2. 将药筐放置在匹配架上,左侧会显示卡号,核对是否与药筐编号匹配。如果不匹配,在卡号处填写药筐的正确编号,点击"写卡"。然后将药筐调转后,重新放置,按以上步骤操作一遍,确保药筐两侧IC卡都匹配正确。
制定:任×	审核:沈×	批准:王×	日期:2015.10.30

十、总结及下一步打算

经过小组成员的共同努力,充分发挥自身的智慧与力量,我们成功开发出了全信息化门诊药房智能配发系统,其具有重大的经济效益和实用价值,同时小组成员的团队意识和创新意识也得到了大幅提升。智能取号系统的运用有待于进一步评估;药品审方软件通过计算机辅助审方,能提高合理用药水平。针对这个存在问题,我们确定下一步工作目标:全系统药品审方软件开发。

附件6-2-1：传送轨道及药柜布局设计

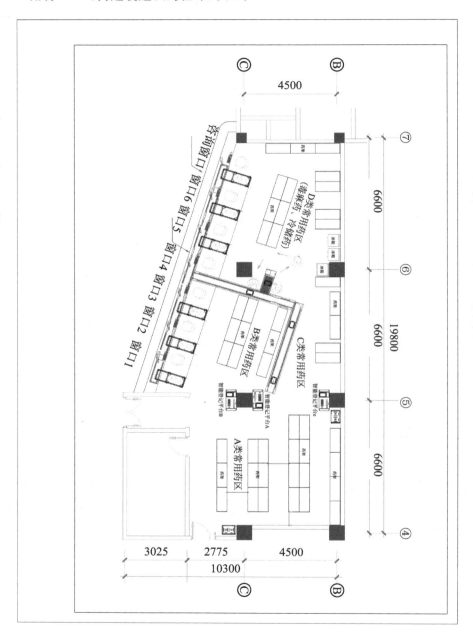

附件6-2-2:数据记录

处方分流方案选择人均工作强度计算表,见表6-2-30和表6-2-31。

表6-2-30 智能分区人均工作强度计算表

制表人:任×

智能分区 总处方数(张)	5877							
窗口	1号	2号	3号	4号	5号	6号	输液	儿科
处方量(张)	786	810	854	737	790	829	673	398
占比(%)	13.37	13.78	14.53	12.54	13.44	14.11	11.45	6.77
均值(%)	12.50							

表6-2-31 传统小窗口模式人均工作强度计算表

制表人:任×

传统小窗口模式 总处方数(张)	5275					
窗口	1号	2号	3号	4号	5号	6号
处方量(张)	927	868	974	737	824	945
占比(%)	17.57	16.45	18.46	13.97	15.62	17.91
均值(%)	16.67					

附件6-2-3：专利申请受理通知书

赵-162-W3

中华人民共和国国家知识产权局

310013

浙江省杭州市西湖区玉古路147号黄鸿年科技综合大楼215室
杭州求是专利事务所有限公司 张法高,赵杭丽

发文日：

2016年03月14日

申请号或专利号：201620190181.3   发文序号：2016031400723070

专利申请受理通知书

根据专利法第28条及其实施细则第38条、第39条的规定,申请人提出的专利申请已由国家知识产权局受理。现将确定的申请号、申请日、申请人和发明创造名称通知如下：

申请号：201620190181.3
申请日：2016年03月11日
申请人：浙江大学医学院附属第一医院
发明创造名称：一种全信息化智能药品配发装置

经核实,国家知识产权局确认收到文件如下：
实用新型专利请求书 每份页数:5页 文件份数:1份
权利要求书 每份页数:1页 文件份数:1份 权利要求项数: 3项
说明书 每份页数:2页 文件份数:1份
说明书附图 每份页数:1页 文件份数:1份
说明书摘要 每份页数:1页 文件份数:1份
摘要附图 每份页数:1页 文件份数:1份
专利代理委托书 每份页数:2页 文件份数:1份
费用减缓请求书 每份页数:1页 文件份数:1份
费用减缓证明 每份页数:1页 文件份数:1份

提示：
    1.申请人收到专利申请受理通知书之后,认为其记载的内容与申请人所提交的相应内容不一致时,可以向国家知识产权局请求更正。
    2.申请人收到专利申请受理通知书之后,再向国家知识产权局办理各种手续时,均应当准确、清晰地写明申请号。

审 查 员：赵荣华(电子申请)   审查部门：专利初审及流程管理部

专利申请受理章

200101   纸件申请,回函请寄：100088 北京市海淀区蓟门桥西土城路6号 国家知识产权局受理处收
2010 2   电子申请,应当通过电子专利申请系统以电子文件形式提交相关文件,除另有规定外,以纸件等其他形式提交的文件视为未提交。

1 / 1

234

附件6-2-4：会议记录

活动主题:对策实施——基础建设及传送带、电视屏安装	
圈名:门诊药房QC小组	第一期,第14次圈会
会议时间:2015.07.15　12:00－13:30	主席:蒋×
会议地点:门诊药房休息室	记录:任×
出席圈员签名	缺席人员(缺席原因)

汪×	沈×	张×	侯×
孙×	蒋×	任×	洪×
张×	陈×		

活动进度	□圈组成　　□课题选定　　□目标设定及可行性分析 □方案提出并确定最佳方案　■制定对策　■对策实施 □效果确认　□标准化　　□总结及下一步打算 □制作书面报告　□成果发表
上次圈会决议执行情形	完成对策制定及任务分配和时间安排。
本次圈会决议事项	1. 基础建设及窗口改造方案确定。 2. 电视屏安装及使用方式确认。 3. 后台传送体系改造及布局方案的确认。 4. 确定对策实施及完成时间。
下次讨论事项	药品分区程序及编写。

预定时间:8月	预定地点:待定	下次主席:任×	下次记录:洪×

第三节　运用EMB减少ICU失禁相关性皮炎的发生率

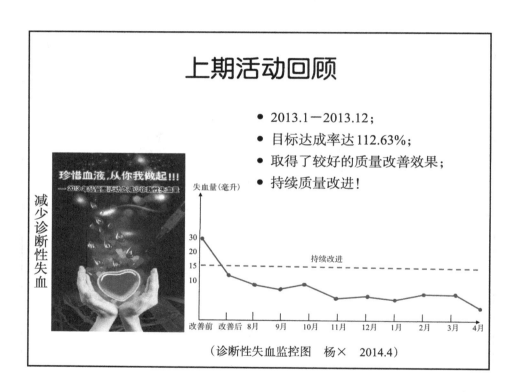

（诊断性失血监控图　杨×　2014.4）

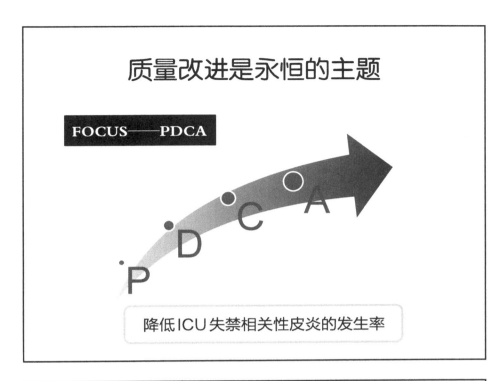

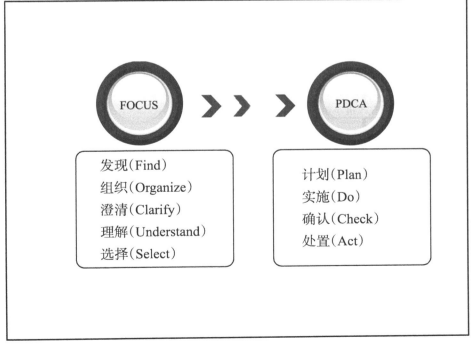

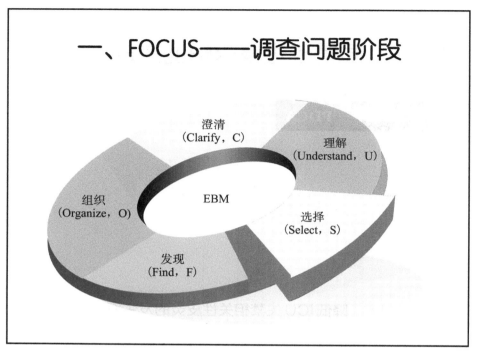

一、FOCUS——调查问题阶段

澄清
(Clarify，C)

理解
(Understand，U)

组织
(Organize，O)

EBM

选择
(Select，S)

发现
(Find，F)

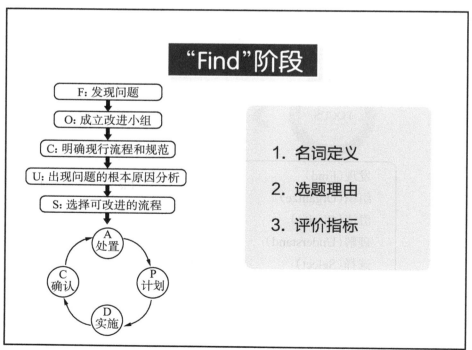

"Find"阶段

F: 发现问题

O: 成立改进小组

C: 明确现行流程和规范

U: 出现问题的根本原因分析

S: 选择可改进的流程

A
处置

P
计划

D
实施

C
确认

1. 名词定义

2. 选题理由

3. 评价指标

238

1. 名词定义

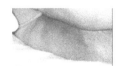

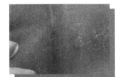

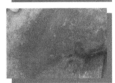

"F"

> ### 失禁相关性皮炎
>
> 失禁相关性皮炎（Incontinence Associated Dermatitis, IAD）是由于皮肤暴露于大小便中而引起的一种自上而下的刺激性皮炎，主要发生于会阴部、臀部及腹股沟等部位，表现为红斑、红疹、浸渍及皮肤剥脱等，伴或不伴感染。

张娜，吴娟. 失禁相关性皮炎的护理研究进展[J]. 中华护理杂志，2012,47(11)：1046-1049.

2. 选题理由

"F"背景

> 大便失禁，双失禁
> 认知、意识降低
> 摩擦力
> 感染
> 发热
> 需要营养支持
> 氧合灌注降低
> 制动(约束具的使用)
> 应用肌松和镇静药物
> ……

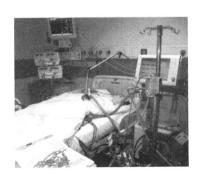

三星报警 "F"背景

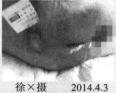
徐×摄　2014.4.3

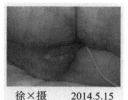
徐×摄　2014.5.15

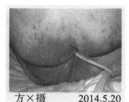
方×摄　2014.5.20

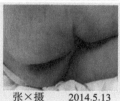
张×摄　2014.5.13

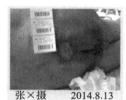
张×摄　2014.8.13

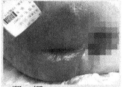
邱×摄　2014.5.6

"F"背景

CONTINENCE CARE

Incontinence-Associated Dermatitis in Critically Ill Adults 36%~50% Time to Development, Severity, and Risk Factors

Donna Zimmaro Bliss　Kay Savik　Melissa A. L. Thorson　Susan J. Ehman　Kelly Lebak
Gregory Beilman

WOUND CARE

Prevalence of Incontinence and Associated Skin Injury in the Acute Care Inpatient

Joan Junkin　Joan Lerner Selekof　19.7%

IAD is a prevalent condition with significant negative impact; it is painful, it places the patient at increased risk for secondery infection and for pressure ulcer development, and it can be costly and difficult to treat. Fortunately,

Cost

We have limited data regarding the cost of various protocols for prevention and management of IAD. However, the annual estimated cost for skin conditions related to incontinence in the United States was $136.3 million in 1995, so it is clear that IAD is a costly condition.[96] Panel

"F"现状

WOUND CARE

Incontinence-associated Dermatitis
A Consensus

Mikel Gray Donna Z. Bliss Dorothy B. Doughty JoAnn Ermer-Seltun
Karen L. Kennedy-Evans Mary H. Palmer

CONTINENCE CARE

Incontinence-Associated Dermatitis
Consensus Statements, Evidence - Based Guidelines for
Prevention and Treatment, and Current Challenges

中华护理杂志2012年11月第47卷第11期 Chin J Nurs, November 2012.

失禁相关性皮炎的护理研究进展

·64·   中国实用护理杂志2013年9月21日第29卷第27期 Chin J Prac Nurs,

四川省某医院ICU护士对失禁性皮炎认知的现状调查

- Assessment
- Classification
- Education
- Costs

- 临床护士对IAD的重视度不够
- 有关IAD的理念滞后
- 对IAD不能进行正确评估和辨别

"F"意义

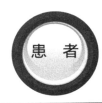 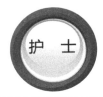 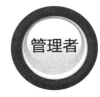

患 者 > 护 士   管理者

- 维护完整的皮肤屏障
- 减少相关并发症
- 降低医疗费用

- 规范IAD预防控制
- 规范IAD伤口护理
- 进而提高护理质量

- 教育培训
- 质量控制

3. 评价指标

"F"

单位时间内IAD的总发生率及各严重度的发生率

① IAD的总发生率

$$\frac{单位时间内IAD的发生例数(n)}{单位时间内收治患者总数(n)} \times 100\%$$

② 某严重度发生率

$$\frac{单位时间内某严重度IAD的发生例数(n)}{单位时间内收治患者总数(n)} \times 100\%$$

Bliss DZ, Savik K, Thorson MA, et al. Incontinence-associated dermatitis in critically ill adults: time to development, severity, and risk factors [J]. J Wound Ostomy Continence Nurs, 2011, 38(4):433-445.

Junkin J, Selekof J. Prevalence of incontinence and associated skin injury in the acute care patient [J]. J Wound Ostomy Continence Nurs, 2007, 34(3):260-269.

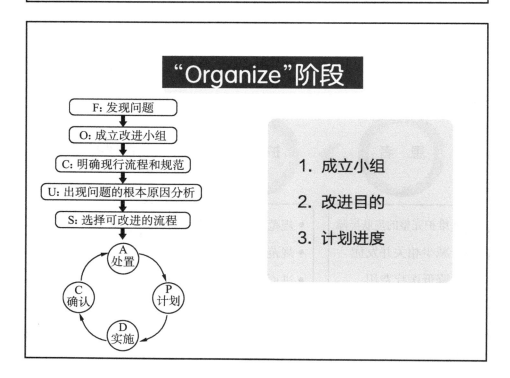

"Organize"阶段

- F: 发现问题
- O: 成立改进小组
- C: 明确现行流程和规范
- U: 出现问题的根本原因分析
- S: 选择可改进的流程

- A 处置
- P 计划
- D 实施
- C 确认

1. 成立小组

2. 改进目的

3. 计划进度

1. 成立小组

ICU 质量改进小组	
所属单位:浙大一院ICU	
人数:14人	平均年龄:32岁
组长:冯×	辅导员:高×
组员:俞×、方×、方×、徐×、邱×、叶× 赵×、朱×、张×、黄×、郭×、季×	
活动时间:2014.4－2014.12	

2. 改进目的

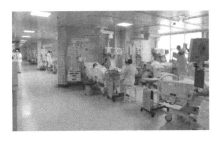

改进目的是降低综合ICU的IAD发生率。

目标值:低于文献报道数据,即Junkin J等报道的国外同类型 ICU 的 IAD 发生率(19.7%)。

3. 计划进度

"O"

时　间		项　目	负责人
2014.4－ 2014.6	调查 问题	发现(Find):定义范畴,立题依据	冯×
		组织(Organize):成立小组,确定成员	高×
		澄清(Clarify):把握现状,明确现行流程	赵×
		理解(Understand):问题的根本原因分析	冯×、俞×
		选择(Select):选择流程改进的方案	冯×、俞×
2014.7－ 2014.9	解决 问题	计划(Plan):制订培训及资料收集计划	赵×、邱×
		实施(Do):改进措施,收集数据,质量控制	方×、朱×
		确认(Check):检验数据,统计分析	冯×、俞×
		处置(Act):接受改进方案,流程制度化	徐×、邱×
2014.10 － 2014.12	持续 改进	继续监控,确保改进方案稳定运行	高×、冯×、 俞×、邱×
		流程制度化,推广应用	
		分析数据,寻找进一步改进的空间	
		进入下一个PDCA循环	

制表人:冯×　　日期:2014.4.1

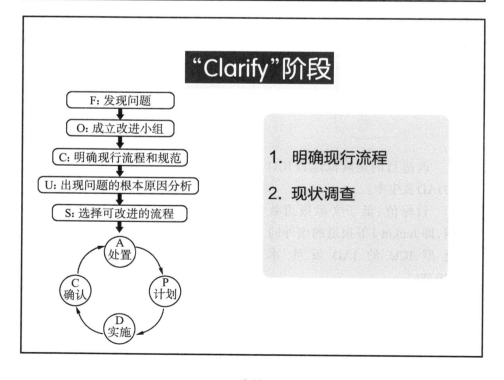

1. 日常管理流程图

"C"

	密切观察	及时记录	对症处理	心理安慰
护理常规	观察每日大便次数、性状、气味及伴随症状和耐受情况。及时送检标本,通知医生。	评估腹泻量,准确记录24小时出入量。监测血、尿及电解质变化,以便及时纠正。	保持肛门周围皮肤干燥。(1)性状较稀可用肛管负压引流。(2)清洁肛周后,擦拭爽身粉等进行预防。	对神志清醒的患者做好必要的心理安慰和解释,消除紧张情绪。

IAD现行护理流程图

制图人:冯× 日期:2014.4

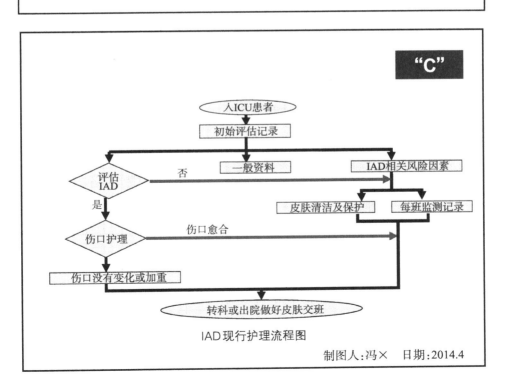

IAD现行护理流程图

制图人:冯× 日期:2014.4

2. 现状调查

"C"方法

Why	追踪IAD发生率、风险因素,进而分析原因
Who	责任护士按床位进行调查,责任组长做好督查
When	2014.4.1－2014.6.30
Where	综合ICU(5－3／5－4A),开放床位29张
What	IAD发生情况,相关风险因素,患者一般资料
How	填写IAD现状调查表,对每例患者进行跟踪收集信息

5W1H的方式,全员分工收集

查检表

"C"发现

序号	日期	一般资料						风险因素					IAD							签名	备注
		姓名	住院号	年龄	性别	APACH EII	意识	肠道感染	肠内营养	机械通气	胃肠动力药	抗生素	失禁或腹泻描述			发生IAD			未发生		
													尿失禁	便失禁	腹泻	评估时间	严重度	转归			
1																					
2																					
3																					
4																					
5																					
6																					
7																					
8																					
9																					
10																					
11																					
12																					

IAD现状调查表

制表人:冯× 日期:2014.4 汇总人:朱× 方×

查检表

"C"发现

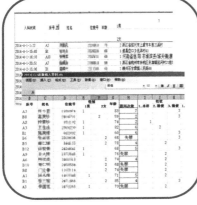
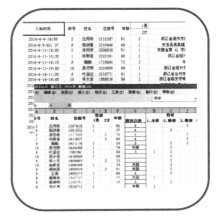

制表人:冯× 日期:2014.4 汇总人:朱× 方×

"C"发现

查检表

2014.4－2014.6共收治428例患者,其中IAD病例总计有96例。

IAD在ICU的发病率达22.43%(96/428)。

其中,重度IAD的发生率为2.57%(11/428)。

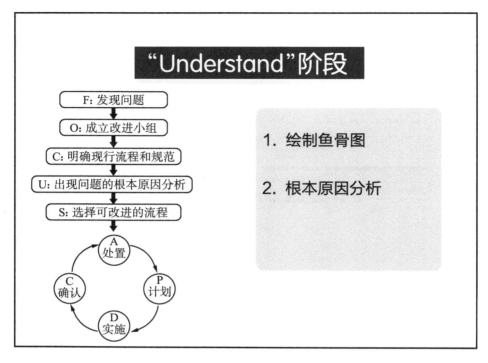

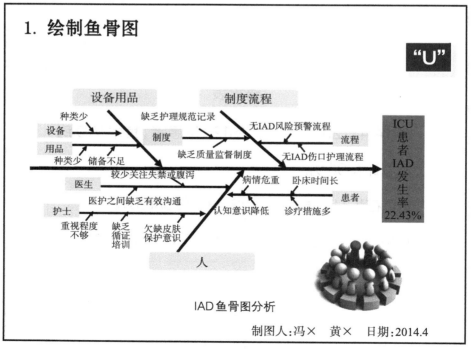

2. 根本原因分析——关联图

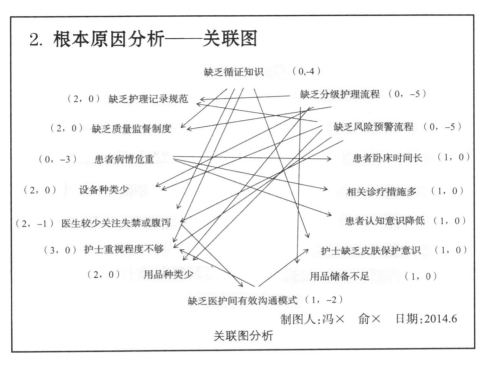

缺乏循证知识　　（0,-4）

（2，0）缺乏护理记录规范　　　　缺乏分级护理流程　（0，-5）

（2，0）缺乏质量监督制度　　　　缺乏风险预警流程　（0，-5）

（0，-3）　患者病情危重　　　　患者卧床时间长　（1，0）

（2，0）　设备种类少　　　　相关诊疗措施多　（1，0）

（2，-1）医生较少关注失禁或腹泻　　　　患者认知意识降低　（1，0）

（3，0）护士重视程度不够　　　　护士缺乏皮肤保护意识　（1，0）

（2，0）　用品种类少　　　用品储备不足　（1，0）

缺乏医护间有效沟通模式　（1，-2）

制图人:冯×　俞×　日期:2014.6

关联图分析

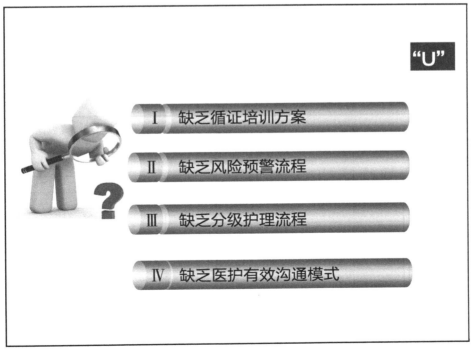

"U"

I　缺乏循证培训方案

II　缺乏风险预警流程

III　缺乏分级护理流程

IV　缺乏医护有效沟通模式

参与式现状调查

回顾典型病例

访谈医护人员

文献综述

理解根本原因

I 缺乏循证培训方案

文献

中国实用护理杂志2013年9月21日第29卷第27期　Chin J Prac Nurs, September 21 2013, Vol, 29, No.27

四川省某医院ICU护士对失禁性皮炎认知的现状调查

·调查分析·

表2　ICU护士对IAD认知情况(%)

失禁性皮炎相关知识调查内容	完全不了解	了解一点	一般了解	比较了解	非常了解
失禁性皮炎的概念	22.5	39.7	22.1	14.1	1.5
失禁性皮炎的发病机制	13.7	36.3	31.3	16.8	1.9
失禁性皮炎与压疮常共存,易混淆	16.8	33.2	30.5	17.2	2.3
失禁性皮炎与压疮的共同危险因素	15.6	35.5	29.4	15.6	3.8
失禁性皮炎与压疮的共同好发部位	15.3	32.8	28.6	17.2	6.1
失禁性皮炎与压疮临床表现的区别	18.3	35.1	30.2	11.5	5.0
失禁性皮炎评估工具的使用	31.7	33.6	25.6	7.6	1.5
失禁性皮炎的处理原则	21.8	34.0	25.6	15.3	3.4
失禁性皮炎与压疮处理原则的区别	23.3	35.1	26.7	10.7	4.2

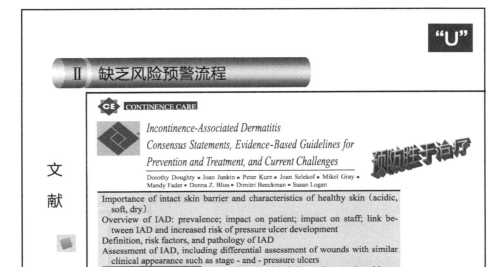

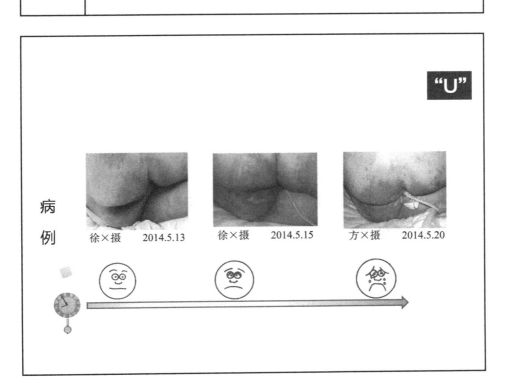

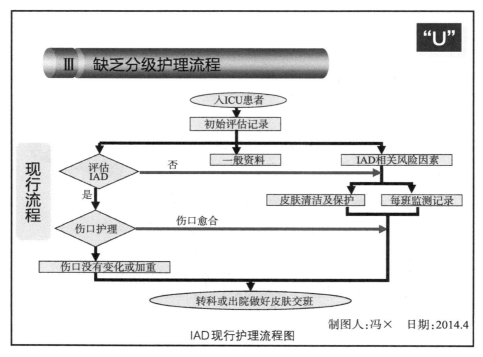

"U"

III 缺乏分级护理流程

IAD现行护理流程图

制图人:冯×　　日期:2014.4

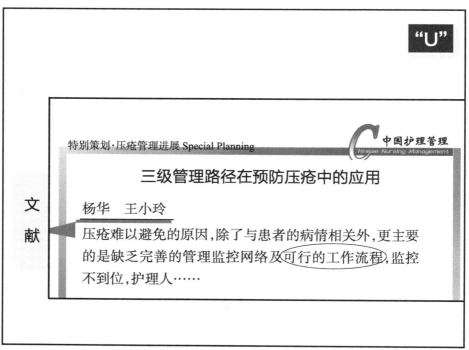

"U"

特别策划·压疮管理进展 Special Planning

中国护理管理
Chinese Nursing Management

三级管理路径在预防压疮中的应用

杨华　王小玲

压疮难以避免的原因,除了与患者的病情相关外,更主要的是缺乏完善的管理监控网络及可行的工作流程,监控不到位,护理人……

文献

"U"

压疮分期管理

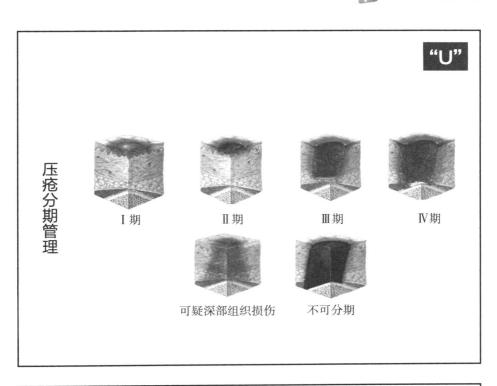

Ⅰ期　　　　　Ⅱ期　　　　　Ⅲ期　　　　　Ⅳ期

可疑深部组织损伤　　　　不可分期

"U"

Ⅳ　医护间缺乏有效沟通

文献

CONTINENCE CARE

If the gut function and safe, use the gut.
IAD is painful, caused secondary infection and pressure ulcer.
Incontinence-Associated Dermatitis in Critically Ill Adults
Time to Development, Severity, and Risk Factors

Donna Zimmaro Bliss ■ Kay Savik ■ Melissa A. L. Thorson ■ Susan J. Ehman ■ Kelly Lebak
Gregory Beilman

- ➢ 大便失禁，双失禁
- ➢ 认知、意识的降低
- ➢ 摩擦力
- ➢ 感染
- ➢ 发热

- ➢ 需要营养支持
- ➢ 氧合灌注降低
- ➢ 制动（约束具的使用）
- ➢ 应用肌松和镇静药物
- ➢ ……

制图人：赵×　日期：2014.6

失禁或腹泻原因构成比

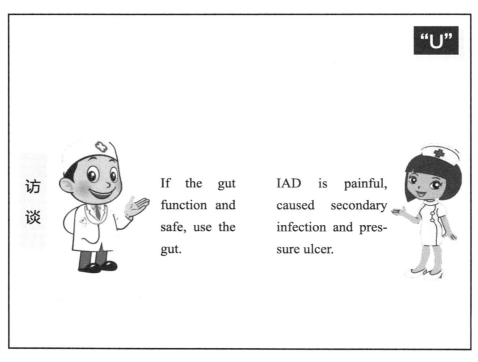

"U"

访谈

If the gut function and safe, use the gut.

IAD is painful, caused secondary infection and pressure ulcer.

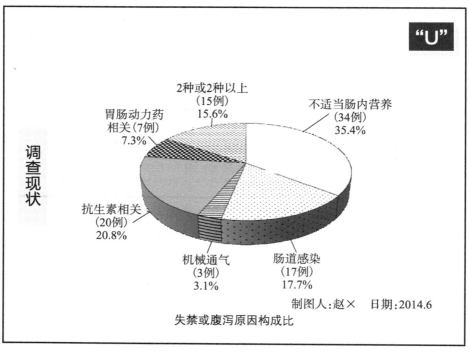

"U"

调查现状

2种或2种以上
（15例）
15.6%

不适当肠内营养
（34例）
35.4%

胃肠动力药
相关（7例）
7.3%

抗生素相关
（20例）
20.8%

机械通气
（3例）
3.1%

肠道感染
（17例）
17.7%

制图人:赵× 日期:2014.6

失禁或腹泻原因构成比

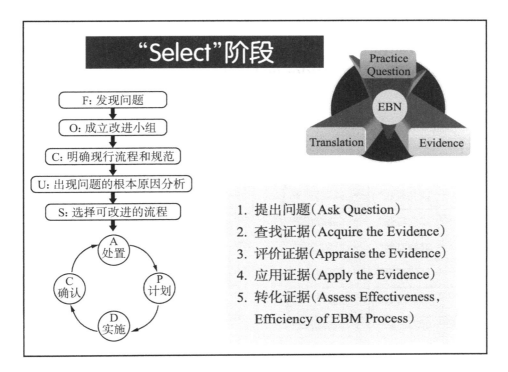

1. 提出临床问题
（Ask Question）

"S"

提出问题	解决问题
（1）缺乏 循证培训方案	（1）制订 循证培训方案
（2）缺乏 风险预警流程	（2）制订 风险预警流程
（3）缺乏 分级护理流程	（3）制订 分级护理流程
（4）缺乏 医护有效沟通模式	（4）制订 医护有效沟通模式

2. 查找证据
（Acquire the Evidence）

"S"

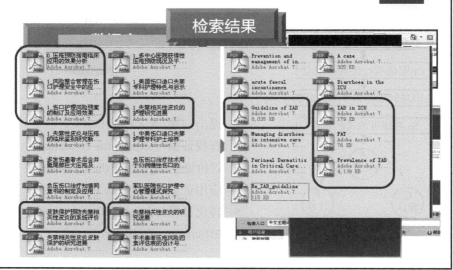

检索结果

3. 评价证据
（Appraise the Evidence）

"S"

CONTINENCE CARE

Incontinence-Associated Dermatitis
Consensus Statements, Evidence-Based Guidelines for
Prevention and Treatment, and Current Challenges

Dorothy Doughty ‖ Joan Junkin ‖ Peter Kurz ‖ Joan Selekof ‖ Mikel Gray‖ Mandy Fader ‖
Donna Z. Bliss ‖ Dimitri Beeckman‖ Susan Logan

皮肤保护预防失禁相关性皮炎的系统评价

谢春晓[1]，张静[2]，吴娟[1#]

 **WOCNS 发布的指南证据
分级为Ⅳ级，推荐级别为 A 级。**

 **系统评价证据分级为
Ⅰ级，推荐级别为 A 级。**

4. 应用证据
（Apply the Evidence）

"S"

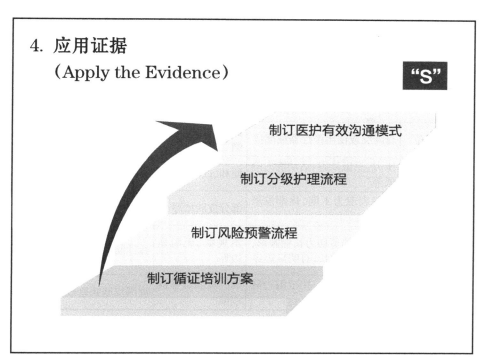

制订医护有效沟通模式

制订分级护理流程

制订风险预警流程

制订循证培训方案

（1）循证培训

"S1"

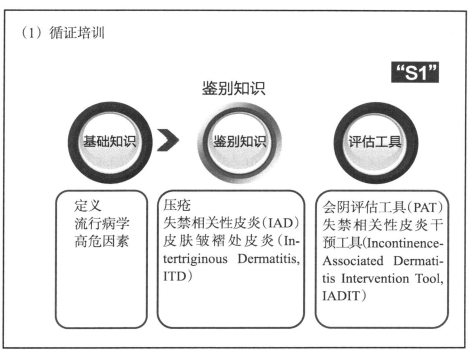

鉴别知识

基础知识 > 鉴别知识 评估工具

基础知识	鉴别知识	评估工具
定义 流行病学 高危因素	压疮 失禁相关性皮炎（IAD） 皮肤皱褶处皮炎（Intertriginous Dermatitis, ITD）	会阴评估工具（PAT） 失禁相关性皮炎干预工具（Incontinence-Associated Dermatitis Intervention Tool, IADIT）

"S1"

项　目	Pressure Ulcer	IAD	ITD
部　位	骨隆突或使用医疗器械部位	会阴、肛周、股内侧	臀间、腹股沟、臀部皱褶
高危因素	压力、意识障碍、活动能力降低等	便和(或)尿失禁	出汗
深　度	最初表现为Ⅰ期,逐渐发展Ⅲ/Ⅳ	部分皮肤增厚	部分皮肤增厚
形状/分布	圆形,若伴剪切力长椭圆形,不规则,或加长,有明显边界	不规则,无明显边界	线性断裂的皮肤
其他表现	可有坏死组织,甚至潜行隧道	周围皮肤通常被浸渍	周围皮肤频繁被浸渍

译者:冯×　俞×　日期:2014.6

（2）风险预警流程

"S2"

风险评估工具(PAT)

评估项目	1分	2分	3分
刺激物类型	成形的粪便和(或)尿液	软便混合或未混合尿液	水样便和(或)尿液
刺激时间	床单/尿布,Q8H	床单/尿布,Q4H	床单/尿布,Q2H
会阴皮肤状况	皮肤干净、完整	红斑、皮炎合并或不合并念珠菌感染	皮肤剥落、糜烂合并或不合并皮炎
影响因素:低白蛋白、感染、管饲营养或其他	0~1个影响因素	2个影响因素	3个(含)以上影响因素

总共4~12分,分数越高,表示发生失禁性皮炎的风险越高。总分在4~6分属于低危险群,7~12分属高危险群。

测量该量表的评定者间信度,$r=0.95(P<0.0001)$。

Nix DH. Validity and reliability of the perineal assessment tool [J]. Ostomy Wound Manage, 2002, 48(2):43-49.
译者:冯×　俞×　日期:2014.6

（3）分级护理流程

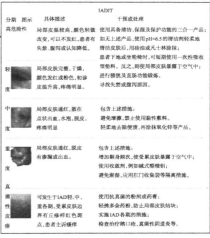

"S3"

 CONTINENCE CARE

Incontinence-Associated Dermatitis
Consensus Statements, Evidence-Based Guidelines for
Prevention and Treatment, and Current Challenges

| 皮肤清洁 | 皮肤保湿 | 保护隔离 |

有系统结构性的皮肤护理计划

| 辅助吸收产品 | 大小便渗漏隔绝装置 |

译者：冯× 俞× 日期：2014.6

（4）医护有效沟通模式

"S4"

SBAR标准沟通方式	腹泻的常见类型
现状 Situation	肠内营养性腹泻
背景 Background	肠道感染性腹泻
评估 Assessment	机械通气相关腹泻
建议 Recommendation	抗生素相关性腹泻
	胃肠动力药物相关腹泻

Thibault R, Graf S, Clerc A, et al. Diarrhoea in the ICU: respective contribution of feeding and antibiotics [J]. Crit Care, 2013, 17(4):153.

"S4"

IAD医护标准化沟通模式

	项　目	内　容
S	现状 （Situation）	患者住院号、姓名、失禁或腹泻情况（何时发生，严重程度）
B	背景 （Background）	患者的ICU诊断，意识水平，营养的类型及剂量，有无肠道感染，是否应用机械通气、广谱抗生素及胃肠动力药物等
A	评估 （Assessment）	患者皮肤状况及存在或隐含的全身因素，如低蛋白血症、脂肪吸收不良、乳糖不耐受及喂养物渗透压等
R	建议 （Recommendation）	已采取的护理措施，对问题处理的建议，如暂停或更改营养制剂，送检便常规及培养，及时去除机械通气，根据微生物培养结果合理使用抗生素，暂停胃肠动力药或应用止泻药物等

制表人：冯×　高×　日期：2014.6

5. 转化证据

（Assess Effectiveness, Efficiency of EBM Process） **"S4"**

Practice Question

EBM

Translation

Evidence

循证培训方案
风险预警流程
分级护理流程
医护有效沟通模式

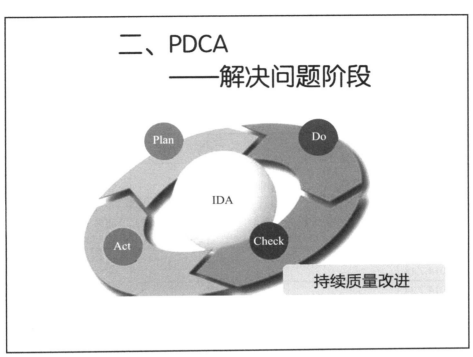

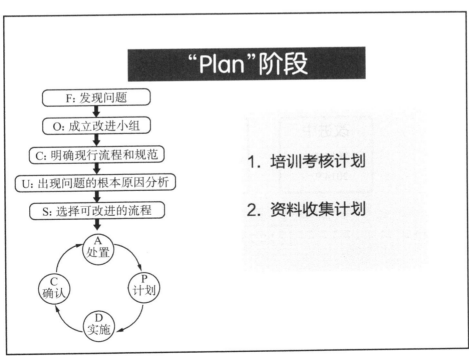

1. 培训考核计划

"P"

IAD培训考核课程表

时间	内容	学时	主讲	参加人员
2014.7.3 2014.7.4	IAD基础知识 IAD与压疮的鉴别	1	赵×	N1,N2 N3,N4
2014.7.10 2014.7.11	会阴评估工具(PAT) 失禁相关性皮炎干预工具 (IADIT)	1	邱×	N1,N2 N3,N4
2014.7.17 2014.7.18	操作示教	1	赵× 邱×	N1,N2 N3,N4
2014.7.24 2014.7.25	考核反馈	1	赵× 邱×	N1,N2 N3,N4

制表人:赵×　邱×　日期:2014.7

2. 资料收集计划

"P"

改进中
2014.7—
2014.9

收集时间

改进后
2014.10—
2014.12

收集方法

汇总方法

制表人:冯×　日期:2014.4　　　汇总人:朱×　方×

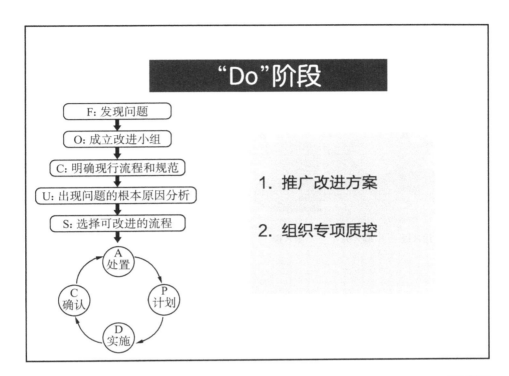

"Do"阶段

- F：发现问题
- O：成立改进小组
- C：明确现行流程和规范
- U：出现问题的根本原因分析
- S：选择可改进的流程

A 处置
P 计划
D 实施
C 确认

1. 推广改进方案

2. 组织专项质控

1. 推广改进方案

"D"

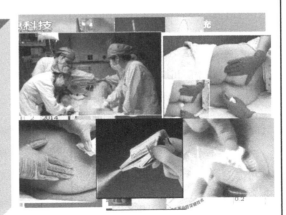

- ➤ 开展循证知识
- ➤ 应用风险预警流程
- ➤ 推广分级护理流程
- ➤ 践行医护标准化沟通模式

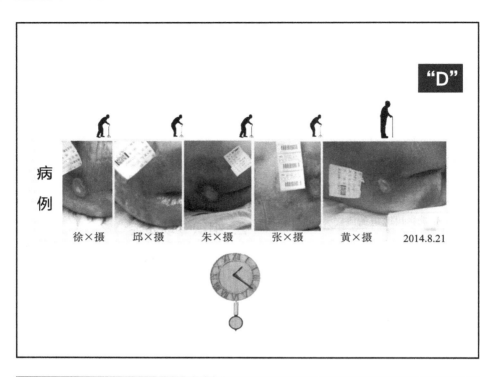

"D"

病例

徐×摄　　邱×摄　　朱×摄　　张×摄　　黄×摄　　2014.8.21

2. 组织专项质控

"D"

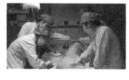

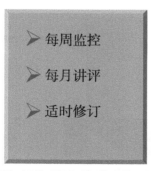

➤ 每周监控

➤ 每月讲评

➤ 适时修订

蒋琪霞,彭青,周昕,等.伤口护理风险预案的制订及应用效果评价[J].中华护理杂志,2012,47(11):968-970.

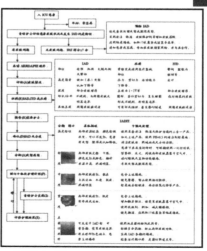

制图人:冯×　俞×　　日期:2014.12

IAD防控流程图

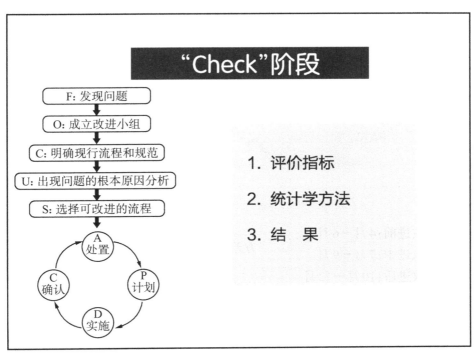

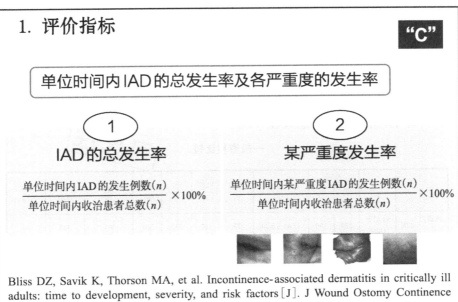

Bliss DZ, Savik K, Thorson MA, et al. Incontinence-associated dermatitis in critically ill adults: time to development, severity, and risk factors [J]. J Wound Ostomy Continence Nurs, 2011, 38(4): 433-445.

Junkin J, Selekof JL. Prevalence of incontinence and associated skin injury in the acute care inpatient [J]. J Wound Ostomy Continence Nurs, 2007, 34(3): 260-269.

2. 统计学方法

"C"

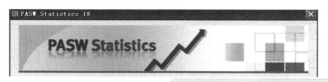

计量资料采用均数±标准差表示。
计数资料采用率表示。
3样本的样本均数比较应用单因素方差分析。
3样本率的比较应用R×C表卡方检验

$P < 0.05$ 为差异有统计学意义

改进前：4月－6月
改进中：7月－9月
改进后：10月－12月

3. 结 果

"C"

（1）一般资料比较

　　改进前、中、后患者的一般资料、失禁或腹泻的风险因素比较见下，差异无统计学意义（$P > 0.05$）。

可比性

一般资料比较

组别	n	年龄（岁）	性别男（例）	性别女（例）	APACHEII（分）	昏迷（例）	镇静（例）	EN（例）	MV（例）	肠道感染（例）	抗生素（例）	胃动力药（例）
改进前	428	58.62±16.60	229	199	12.44±6.34	73	197	352	303	47	337	97
改进中	442	57.98±16.31	237	205	12.39±7.97	67	205	373	314	51	321	104
改进后	367	60.18±15.24	189	178	13.00±6.71	63	164	293	260	43	286	77
F 或 χ^2 值		1.94	0.44		0.88	0.79	0.25	2.85	0.01	0.12	5.25	0.76
P 值		0.14	0.80		0.41	0.67	0.88	0.24	0.99	0.94	0.07	0.68

制表人：冯×　日期：2015.1

（2）IAD 的发生率及严重度比较

IAD 的发生率及严重度比较见下表。改进前、中、后 IAD 的总发生率降低，重度 IAD 及真菌感染的发生率降低，差异有统计学意义（$P<0.01$）。

三组患者 IAD 的发生率及严重度比较

组别	n	总发生率		轻度		中度		重度		伴真菌感染	
		例数（例）	百分率（%）	例数（例）	百分率（%）	例数（例）	百分率（%）	例数（例）	百分率（%）	例数（例）	百分率（%）
改进前	428	96	22.43	65	13.19	10	4.67	11	2.57	22	5.14
改进中	442	71	16.06	55	12.44	14	3.17	2	0.45	9	2.04
改进后	367	51	13.90	43	11.72	8	2.18	1	0.27	6	1.63
χ^2值		11.06		2.40		3.85		11.67		10.53	
P值		0.004		0.301		0.146		0.003		0.005	

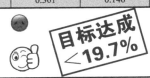

目标达成 <19.7%

制表人：冯× 日期：2015.1

"Act"阶段

F：发现问题
↓
O：成立改进小组
↓
C：明确现行流程和规范
↓
U：出现问题的根本原因分析
↓
S：选择可改进的流程
↓

A 处置 → P 计划 → D 实施 → C 确认 → A 处置

1. 改进护理质量
2. 节约经济成本
3. 科研成果
4. 建立标准化流程
5. 推广应用
6. 检讨及改进

1. 改进护理质量

"A"

IAD 的发生率及严重度比较

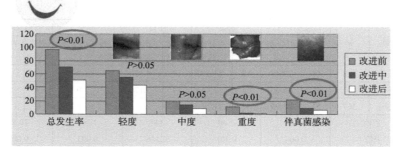

制图人:冯×　日期:2015.1

2. 节约了经济成本

"A"

节约了伤口材料费、换药费等。
减少了皮肤感染、压疮及留置导
尿管相关尿路感染等并发症。
减少了ICU住院日和总住院日。

 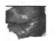

节约了护理时数。
减少了ICU住院日。
提高了床位利用率。

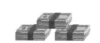

双　赢

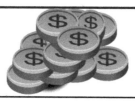

3. 科研成果

"A"

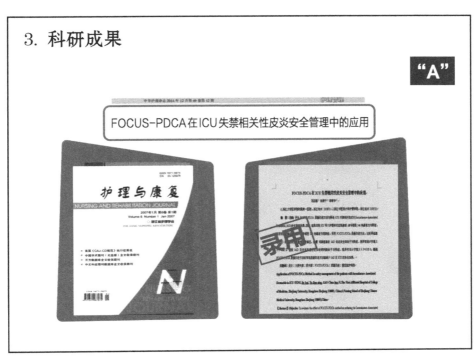

4. 流程标准化

"A"

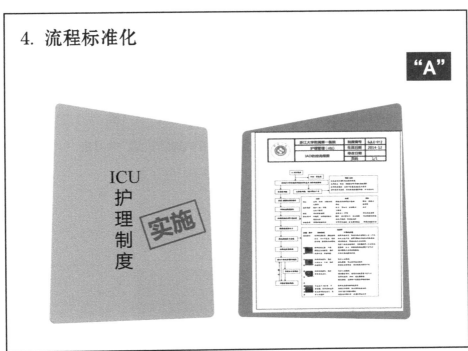

5. 推广应用

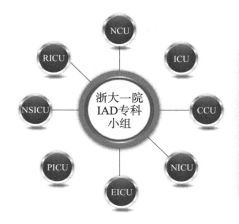

【浙大一院IAD专科小组】

组长:冯×
通过IAD专科小组的共同努力,将IAD防控流程在全院ICU推广,即将植入信息系统,进行常规的质量监测,以期降低IAD的发生率,提升我院护理质量!

"A"

> 国家级"护理科研与循证护理新进展"学习班

> 国家级"重症及移植患者应用护理新进展"学习班

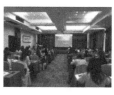
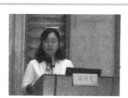
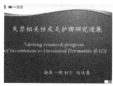
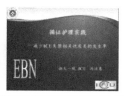

6. 检讨与改进

 CONTINENCE CARE

Incontinence-Associated Dermatitis

Consensus Statements, Evidence-Based Guidelines for Prevention and Treatment, and Current Challenges

Importance of intact skin barrier and characteristics of healthy skin(acidic, soft, dry)

Overview of IAD: prevalence; impact on patient; impact on staff; link between IAD and increased risk of pressure ulcer development

Definition, risk factors, and pathology of IAD

Assessment of IAD, including differential assessment of wounds with similar clinical appearance such as stage Ⅰ and Ⅱ pressure ulcers

Preventive care guidelines for cleansing, moisturizing, and protecting skin, to include basic discussion of product categories and indications for each

Treatment of IAD using an established decision tree(and ideally a pictorial guide)

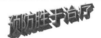

下期主题

提升ICU临床报警的有效性

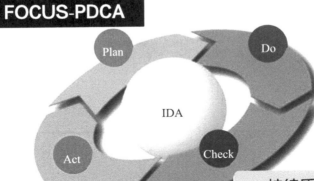
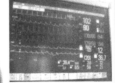

FOCUS-PDCA

Plan

Do

IDA

Act

Check

持续质量改进

第四节　运用 HFMEA 手法
提高危化品管理安全性
（四维圈）

危险化学品:简称危化品,指具有易燃、易爆、有毒、有害及腐蚀性,会对人员、设施及环境造成伤害或损害的化学品。

易燃气体 2

有毒气体 2

爆炸品 1

腐蚀品 8

不燃气体 2

选题理由

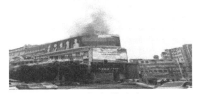

7.5公交车纵火案

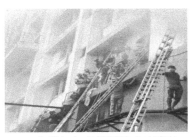

12.9印度加尔各答医院火灾事故

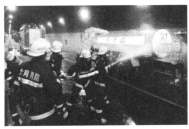

高速危化品运输事故

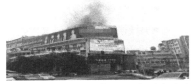

广西中医药大学制药厂乙醇引发火灾

FMEA的概念

Failure Mode and Effects Analysis	·失效模式与效应分析。 ·是一种前瞻性的风险管理办法。 ·防范错误于未然。 ·按部就班、抽丝剥茧、巨细靡遗的科学手法。
分析对象	·系统流程或各个环节。 ·系统、过程、设备、设施、软件及人员。
预防措施 改进方案	·"如果这么做,会怎么样"。 ·用头脑风暴分析潜在失效模式和潜在失效原因。 ·风险优先指数(RPN)。 ·针对潜在问题找出解决办法。

HFMEA的概念

医疗失效模式和效应分析(HFMEA)指医疗保健(Health-care)的FMEA。

- 以医疗服务流程为核心。
- 以包括医生、护理、医技及行政等与整个医疗服务有关的流程为主。
- 简化了传统FMEA的可侦测性和关键性步骤。
- 引进决策树方法。
- 用危害矩阵代替RPN。

HFMEA培训

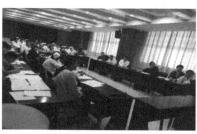
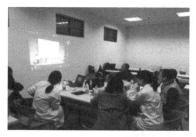
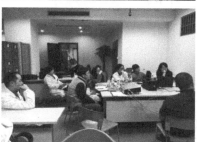
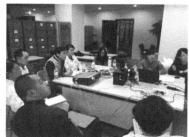

HFMEA 团队组成

以不超过10人为宜。

团队领导应具备广泛的知识基础,同时备受尊崇与信任。

应包括最了解该流程的员工。

包括不同知识背景的员工

应有具备决策权或被授权的人。

包括欲执行改变的关键人员。

应包含多学科部门的代表。

HFMEA 团队组成

危化品安全HFMEA活动期间:2014.7－2015.1
小组会议:每3周一次,目前已开9次专案会议
团队领导:质管办
指导老师:李×　张×
组长:王×　徐×
组员:药学部　叶×　孙×　陈×　韩×(临床药师)　王×
　　　护理部　徐×(主任)
　　　质管办　孙×(主任)
　　　保卫科　陈×(主任)
　　　信息科　丁×(主任)

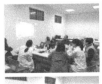

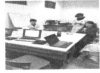

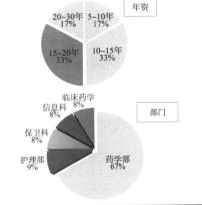

拟订工作时间表

HFMEA 小组工作计划表

内 容	年月	2014.7					2014.8				2014.9				2014.10					2014.11				2014.12					2015.1			
	周	1	2	3	4	5	1	2	3	4	1	2	3	4	1	2	3	4	5	1	2	3	4	1	2	3	4	5	1	2	3	4
定义主题	计划																															
	实际																															
学习 HFMEA 知识及技巧	计划																															
	实际																															
组成团队	计划																															
	实际																															
绘制流程图	计划																															
	实际																															
危害分析(失效模式)	计划																															
	实际																															
潜在原因分析	计划																															
	实际																															
决策树分析	计划																															
	实际																															
结果及建议	计划																															
	实际																															
拟订行动方案	计划																															
	实际																															
预防及矫正方法执行	计划																															
	实际																															
评估结果(量测)及持续追踪	计划																															
	实际																															

2014.7—2015.2

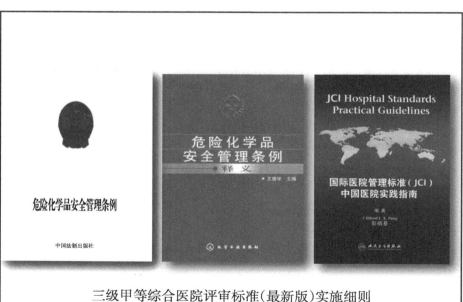

三级甲等综合医院评审标准(最新版)实施细则

JCI相关危化品管理标准

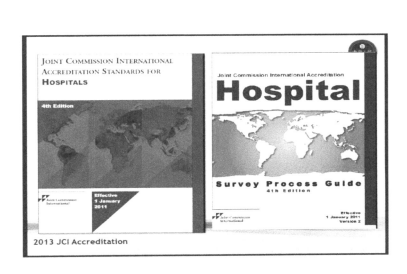

2013 JCI Accreditation

HFMEA 执行步骤

定义主题

拟订行动方案与
评估结果

组成团队

执行危害分析

绘制流程图

危化品进出流程

责任者	危化品进出流程
药学人员, 医药公司	验收入库
药学人员	药学部储存
护理人员, 药学人员	请领
工勤人员	运送
护理人员	各病区储存
护理人员	使用

HFMEA作业表格

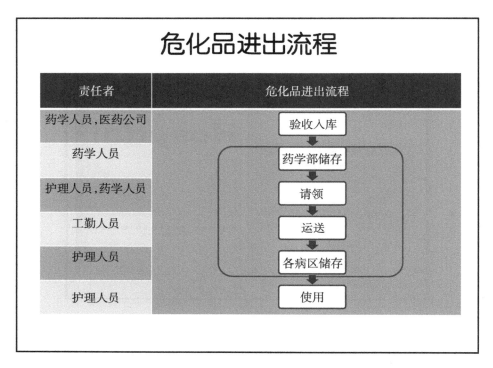

流程	失效模式	潜在原因	风险分析			决策树分析			需可控制的、需可接受的、必须消除的措施	预定完成时间	进度	完成的行动	评估结果	负责人	主管
			严重性	发生率	危害指数	问题是否为关键点	有无有效衡量控制方法	难检度;能否明显看出失效(失败立即处置能力)	是否立即执行矫正						

失效模式
失效原因

危害分析
决策树分析

改善行动
成效测量

提出潜在失效模式及潜在失效原因

共列出13项潜在失效模式及56项潜在失效原因

流程	失效模式	潜在失效结果	潜在失效原因
药学部储存	与其他药品混同存放	易造成发放错误、污染、腐蚀其他药品,发放错误导致操作人员和被使用人员受到伤害	无单独危化品仓库;无专用柜;无防腐隔离板;无详细的制度、规范的流程
			无岗位职责,未对库管进行绩效考核;无危化品清单、专用标识、标签
	储存室空气中危化品高浓度蓄积	引起爆炸、火灾,导致财产损失、人员伤亡	无单独危化品仓库;通风设备陈旧;无防爆门、防爆灯;无防火门、喷淋设施;无应急预案;无详细制度、规范操作流程;无岗位职责,未对库管进行绩效考核;无定期巡查
	储存室过热、跳闸	引起爆炸、火灾,导致财产损失、人员伤亡	用电过载;电路网线老化;操作不当;无应急预案;温湿度调控不到位;消防巡检后未整改
	危化品丢失	库存不对	无摄像头、红外监控;无制度;未普及宣教,做到全员知晓;无门禁,人员随意进出
	危化品理化性质改变	药品失效,药品过期	温湿度调控不到位;效期检查不到位;地势低洼,易进水
请领发放	请领品种无法正确识别	增加工作量	请领单丢失;未双人复核;对品种不熟悉;请领单手工填写;字迹模糊潦草;单据填写不完整;单据设计不合理;无产地
	徒手直接接触危化品	易导致操作人员中毒、腐蚀等伤害	无对勤务人员培训、宣教;无安全防护设施;无规范操作流程
	危化品发放错误	发放错误,导致操作人员和被使用人员受到伤害	危化品发放时间不固定;工作人员易受干扰;请领单手工填写,字迹不清
			无岗位职责,未对库管进行绩效考核;无药品定位及药品标签;发放未核对
运送	与其他药品混放送至病房	易溢出导致其他药品污染、腐蚀而损失	无专用运输箱;对勤务工人宣教不到位;发放时间不固定
	溢洒破损	易溢出导致火灾、污染、腐蚀财产和人员,引起人员呛咳、不适	无专用电梯;无专用运输箱;无溢洒处理措施;无运输专用时段
	滚落地面	易溢出导致火灾、污染、腐蚀财产和人员	无专用运输箱;无溢洒处理措施;无封箱
病区存储使用	与其他药品混同存放	易造成给药错误、污染、腐蚀其他药品;发放错误导致操作人员和被使用人员受到伤害	无专用柜;无详细的制度;无专用标识、标签;无启封效期标签
	无效期管理	失效过期	

类别	严重度(S)	分值
轻度	虽波及人员,但影响极为轻微	1
中度	波及人员造成短时间的伤害或影响运作	2
重度	波及人员造成长时间的伤害或严重影响运作,但不影响安全	3
严重	波及人员生命危险或造成运作上的终止	4

类别	发生度(O)	分值
罕见	不像会发生,可能没有已知资料	1
不常	有记录,但不常发生	2
偶尔	有记录,偶尔发生	3
经常	常规发生	4

风险优先指数

（Risk Priority Number, RPN）

二维法

RPN＝发生度(O)×严重度(S)

HFMEA危机值评量矩阵

		严重度			
	等级	严重(4)	重度(3)	中度(2)	轻度(1)
概率	经常(4)	16	12	⑧	4
	偶尔(3)	12	9	6	3
	不常(2)	8	6	4	2
	罕见(1)	④	3	2	1

279

潜在失效原因	严重度	发生度	RPN	潜在失效原因	严重度	发生度	RPN
A无单独危化品仓库	4	4	16	A效期检查不到位	4	1	4
A~D无专用柜	4	4	16	B3无双人复核	2	4	8
A、D无防腐隔离板	4	4	16	B3对品种不熟悉	3	3	9
A~D无详细的制度、规范的流程	3	4	12	B1请领单手工填写，字迹模糊潦草	3	3	9
A1无岗位职责，未对库管进行绩效考核	3	4	12	B1单据填写不完整	3	3	9
A~D无危化品清单、专用标识、标签	4	4	16	B单据设计不合理，无产地	3	3	9
A无单独危化品仓库	4	4	16	C1未对勤务人员培训、宣教	4	4	16
A通风设备陈旧	2	4	8	C1无安全防护设施	4	4	16
A无防爆箱、防爆开关、防爆灯	4	4	16	C1无规范操作流程	4	4	16
A无防火门、喷淋设施	4	4	16	B3危化品发放时间不固定	3	4	12
A~D无应急预案	2	4	8	B3工作人员易受干扰	3	3	9
A~D无详细制度、规范操作流程	3	4	12	B1请领单手工填写，字迹不清	3	3	9
A1无岗位职责，未对库管进行绩效考核	3	4	12	B3无岗位职责，未对库管进行绩效考核	3	3	9
A无定期巡查	3	3	9	A~D无药品定位及药品标签	4	4	16
A用电过载	4	2	8	B3发放未核对	3	4	12
A电路网线老化	4	2	8	C1无专用运输箱	3	4	12
A2操作不当	4	1	4	B3放置时间不固定	4	3	12
A地势低洼，易进水	4	4	16	C2无专用电梯	2	4	8
A~D无应急预案	4	4	16	A~D无溢洒处理措施	4	4	16
A温湿度调控不到位	4	1	4	C2无专用运输箱	3	4	12
A消防巡检后未整改	4	3	12	C1无溢洒处理措施	3	4	12
A无摄像头、红外监控	3	4	12	C1无封箱	3	4	12
A~D无制度	3	4	12	D无专用柜	4	4	16
A~D未普及宣教，做到全员知晓	3	4	12	D无详细的制度	4	4	16
A无门禁，人员随意进出	3	4	12	D无启封效期标签	3	4	12
A温湿度调控不到位	4	1	4				
A~D效期检查不到位	4	4	16				

评估每一个失效模式的严重度和发生度,并计算其风险优先指数

类别	严重度(S)	分值
轻度	虽波及人员,但影响极为轻微	1
中度	波及人员造成短时间的伤害或影响运作	2
重度	波及人员造成长时间的伤害或严重影响运作但不影响安全	3
严重	波及人员生命危险或造成运作上的终止	4

类别	发生度(O)	分值
罕见	不像会发生,可能没有已知资料	1
不常	有记录,但不常发生	2
偶尔	有记录,偶尔发生	3
经常	常规发生	4

风险优先指数

二维法
RPN＝发生度(O)×严重度(S)

HFMEA危机值评量矩阵

	等级	严重度			
		严重(4)	重度(3)	中度(2)	轻度(1)
概率	经常(4)	16	12	8	4
	偶尔(3)	12	9	6	3
	不常(2)	8	6	4	2
	罕见(1)	4	3	2	1

（1）RPN≥8分或
（2）结果严重
高危害指数

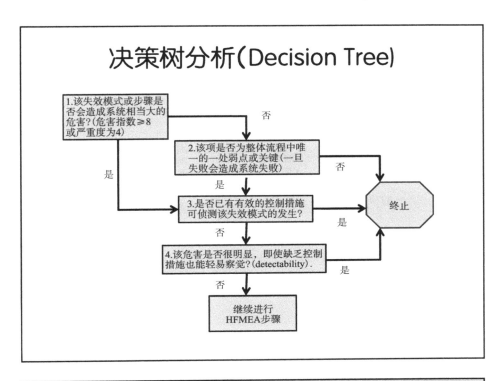

失效模式	潜在失效结果	潜在失效原因	风险分析			决策树分析			
			严重度	发生度	RPN	是否为关键点	有无有效控制办法	能否明显看出失效	是否立即执行矫正
与其他药品混同存放	易造成发放错误、污染、腐蚀其他药品,发放错误导致操作人员和被使用人员受到伤害	无单独危化品仓库	4	4	16	是	无	能	是
		无专用柜	4	4	16	是	无	能	是
		无防腐隔离板	4	4	16	是	无	能	是
		无详细的制度、规范的流程	3	4	12	是	无	否	是
		无岗位职责,未对库管进行绩效考核	3	4	12	否	无	否	是
		无危化品清单、专用标识、标签	4	4	16	否	无	能	是
室内空气中危化品高浓度蓄积	引起爆炸、火灾,导致财产损失、人员伤亡	无单独危化品仓库	4	4	16	是	无	能	是
		通风设备陈旧	2	4	8	是	无	能	是
		无防爆箱、防爆开关、防爆灯	4	4	16	是	无	能	是
		无防火门、喷淋设施	4	4	16	是	无	能	是
		无应急预案	2	4	8	否	无	否	是
		无详细制度、规范操作流程	3	4	12	否	无	否	是
		无岗位职责,未对库管进行绩效考核	3	4	12	否	无	否	是
		无定期巡查	3	3	9	否	无	否	是
储存室过热、跳闸	引起爆炸、火灾,导致财产损失、人员伤亡	用电过载	4	2	8	是	无	能	是
		电路网线老化	4	2	8	是	无	能	是
		操作不当	4	1	4	是	无	否	是
		无应急预案	4	4	16	否	无	能	是
		温湿度调控不到位	4	1	4	是	无	能	是
		消防巡检后未整改	4	3	12	否	无	能	是

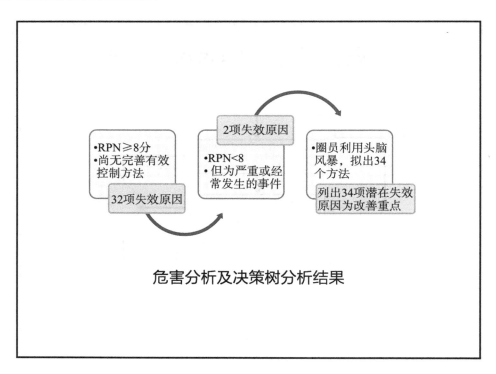

危害分析及决策树分析结果

潜在失效原因	严重度	发生度	RPN	是否为关键点	有无有效控制办法	能否明显看出失效	是否立即执行矫正	需可控制的、需可接受的、必须消除的措施
无专业危化品仓库	4	4	16	是	无	能	是	设立专用仓库
无专用柜	4	4	16	是	无	能	是	配备专用柜
无防腐隔离板	4	4	16	是	无	能	是	配备专用柜
无详细的制度、规范的流程	3	4	12	是	无	否	是	制定相关流程、制度
无岗位职责,未对库管进行绩效考核	3	4	12	否	无	否	是	制定相关流程、制度
无危化品清单,无专用标识、标签	4	4	16	否	无	能	是	整理危化品目录,制作专用标识、标签
通风设备陈旧	2	4	8	是	无	能	是	启用新的通风设备
无防爆箱、防爆开关、防爆灯	4	4	16	是	无	能	是	增加防爆设施
无防火门、喷淋设施	4	4	16	是	无	能	是	增加防火设施
无应急预案	2	4	8	否	无	否	是	制订相关应急预案
无定期巡查	3	3	9	否	无	否	是	安排人员定期巡查,责任到人(制度)
用电过载	4	2	8	是	无	能	是	定期检查,及时整改,责任到人
电路网线老化	4	2	8	是	无	能	是	定期检查,及时整改,责任到人
温湿度调控不到位	4	1	4	是	无	能	是	安排人员定点巡查
消防巡检后未整改	4	3	12	否	无	能	是	制定制度,责任到人
无摄像头、红外监控	3	4	12	否	无	能	是	增加防盗设施
未普及宣教,做到全员知晓	3	4	12	否	无	否	是	全员培训
无门禁,人员随意进出	3	4	12	否	无	能	是	全员培训

运用亲和图把34项对策合并为21项,依对策属性分为4个对策群组

对策实施

对策组一：
改善设施设备
（2014.10.1—
2014.11.30）

→

对策组二：
制定流程制度
（2014.10.1—
2014.11.30）

↓

对策组四：
软件支持
（2015.1起）

←

对策组三：
人员培训
（2014.12.1—
2015.1.31）

对策组一：改善设施设备

Plan（计划）

➤提案2项：危化品仓库重新选址，配备危化品专用柜。

➤新增设备：通风设备、防盗设施、防爆设备。

➤增加防火措施：消防栓。

➤设立监督机制，定期巡查，责任到人。

➤应急通信信息及专用标识、标签张贴。

Do（执行）

NO.	负责人	执行日期	执行方式
1.5	徐×	14.11	应急通信信息标识
1.6	李×	14.11	改善通风设备
1.7	王×	14.11	检测电路网线
1.8	李×	14.11	配备防爆设备
1.9	王×	14.11	增加防火措施

Ⓟ Ⓓ
Ⓐ Ⓒ

Act（处置）

➤将各种设施设备确定为危化品的常备设施设备。

➤各项措施均实施到位，为有效对策。

Check（确认）

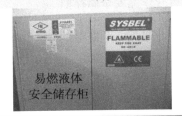

易燃液体
安全储存柜

危化品储存 5S 管理

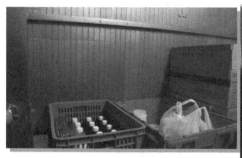

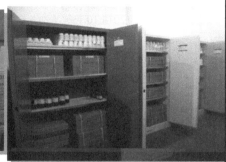

改善前：危化品随处放置，无监控，无红外报警，无防盗措施。

改善后：有专址存放，有防爆柜，有防盗措施。

危化品专用储存柜

安全柜
易燃液体安全储存柜1
易燃液体安全储存柜2
毒性化学品安全储存柜
腐蚀化学品安全储存柜
隔离板

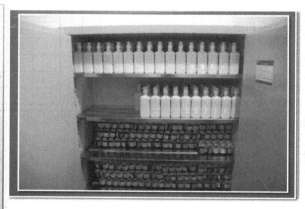

各病区、诊室危化品储存(改善后)5S管理

物品名称	外包装容量
75%乙醇	500毫升
95%乙醇	500毫升
过氧化氢	500毫升
过氧化氢	100毫升
甘油	500克
施康1号	2.5千克
戊二醛液	1千克
轻质液状石蜡	500毫升
康威达消毒片	100片
健之素牌消毒泡腾片	80片
洁芙柔免洗手消毒凝胶	500毫升
安尔碘	60毫升

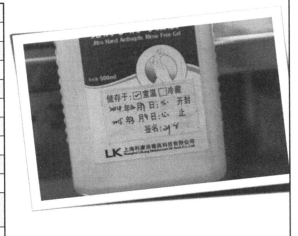

对策组二:制定流程、制度

Plan(计划)		Do(执行)		

Plan(计划)

※制定药学部危化品管理职责
※制定危化品相关人员岗位职责2项
※修订危化品应急预案3项
※制定危化品报废管理制度
※修订危化品相关流程3项
※整理危化品目录
※整理危化品理化性质表
※制作危化品专用标签、标识
※所有对策需于2014年11月31日前完成

Do(执行)

NO	日 期	负责人
2.1	2014.10.1－2014.11.30	张×
2.2	2014.10.1－2014.11.30	徐×
2.3	2014.10.1－2014.11.30	保×
2.4	2014.10.1－2014.11.30	王×

P | D
A | C

Act(处置)

Check(确认)

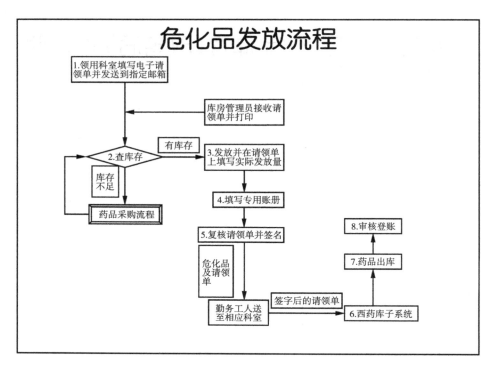

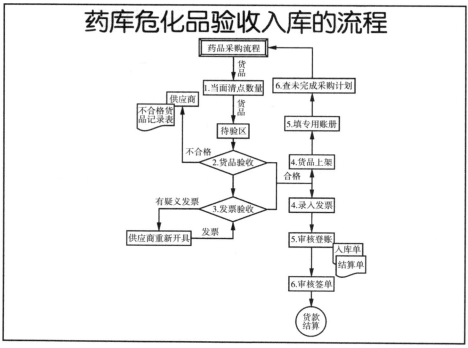

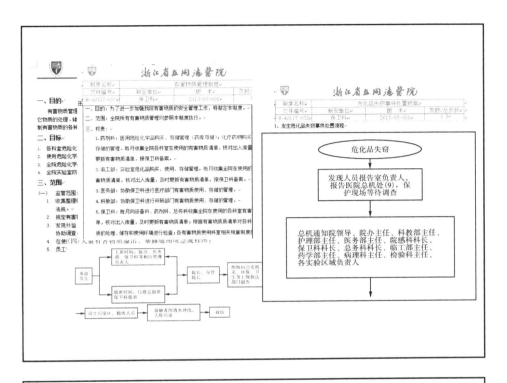

药库管理员岗位职责

职位名称	药库管理员	所属部门	药库	上级主管	药学部主任	直接上级签字	
该职位现有人数		直接下级职位					
在岗人员姓名						直接下级人数	

工作目标:做好药品的验收入库、出库工作,保证临床用药

编号	工作任务（工时比重）	主要职责	发生频率	总工时百分比	应达到基本目标	备注
1	药品库房管理	**■药品验收入库管理** ☆认真、细致地做好药品验收入库工作。验收内容包括药品名称、规格、数量、产地、批号、有效期及贮存条件,进口药品还需查验进口药品注册证和质量检验单,危化品需查验每批次质检单。 ☆入库待验药品及验收后合格、不合格药品分别按规定分区域存放。 ☆验收完毕按说明书规定的存放条件储存药品,并按有效期先后次序摆放,以防过期失效、虫蛀、霉烂变质。 ☆做好麻醉药品、第一类精神药品入库验收工作,双人验收核对品名、规格、数量及有效期等,并逐支逐盒检查麻醉药品、精神药品的质量和完整性,认真填写"麻醉药品、第一类精神药品入库验收记录簿"及进出库专用账册",验收完毕双人签字,并按规定专柜存放。 ☆做好危化品入库验收工作,双人验收核对品名、规格、数量及有效期等,认真填写"药库危化品进出库专用账册",按规定专柜存放。 ☆做好药品验收入库质量记录工作。 **■药品出库管理** ☆准确、及时地发放各部门、科室领用药品、领用材料及危化品,确保临床用药。 ☆药品发放时执行近期先出。			合格药品入库,入库账、物相符率达100%,药品100%按区域定位存放。 合格药品出库,出库账、物相符率达100%。 确保临床用药。	

西药库危化品季度查检表

检查日期： 年 月 日

查检项目	检查情况	备注
岗位职责有无		
相关工作流程有无		
危化品清单有无		
化学品技术说明夹有无		
供应商资质资料是否完整		
货品证件是否齐全		
货品是否定位存放		
张贴标识、标签情况		
有无温湿度记录		
货品有效期情况		
监控器是否正常		
消防设备是否正常		
通风设备是否正常		
防溢包有无配备		
进出库账册有无登记		
账物相符情况(抽检)		
检查结论及建议		

被检查人： 检查人： 科主任：

浙江省立同德医院

危化品领用单

领用部门： 领用日期： 年 月 日

序号	危化品名称	规格	产地	领用数量	实发数量
1	消毒片	500毫克×100＃	杭州西子卫生消毒药械有限公司		
2	健之素牌消毒泡腾片	1.5×80片	北京长江医药科技有限责任公司		
3	消毒酒精	75%500毫升	杭州欧拓普生物技术有限公司		
4	单方乙醇	95%500毫升	桐乡康健生物科技有限公司		
5	安尔碘	60毫升	上海利康消毒高科技有限公司		
6	施康Ⅰ号	2.5千克	杭州施康消毒用品有限公司		
7	过氧化氢	3%500毫升	南昌白云药业有限公司		
8	过氧化氢	3%100毫升	南昌白云药业有限公司		
9	戊二醛液	1000毫升	杭州西子卫生消毒药械有限公司		
10	血液透析机消毒液	5000毫升	海南郎腾医疗设备有限公司		
11	洁芙柔免洗手消毒凝胶	500毫升	上海利康消毒高科技有限公司		
12	甘油	500克	南昌白云药业有限公司		
13	轻质液状石蜡	500毫升	南昌白云药业有限公司		

请领科室负责人： 经领人： 经发人：

危化品发放运输(改善前)

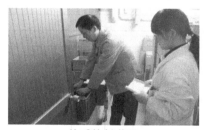

徒手接触药品

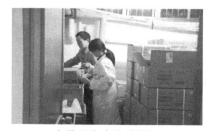

人员无安全防护措施

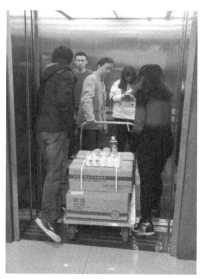

无专用时段

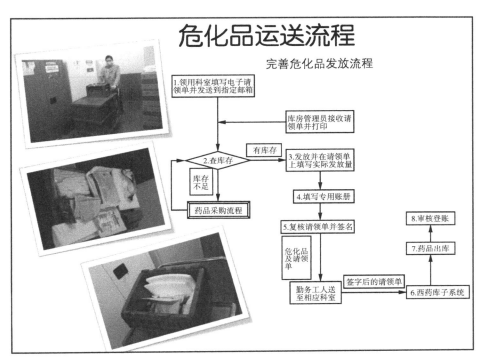

危化品运送流程

完善危化品发放流程

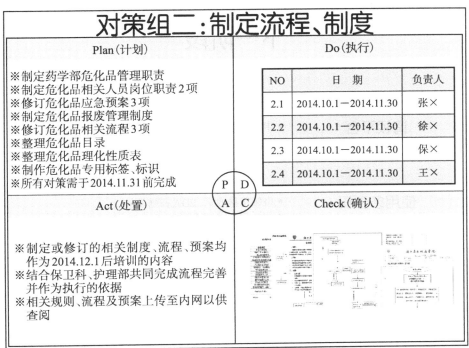

对策组三：人员培训

Plan（计划）	Do（执行）

Plan（计划）

1. 《危化品管理制度》及相关内容；《危化品安全管理条例》危化品暴露特殊处理程序及防溢包的使用；危化品发放、运输工人培训
2. 培训人员为院内专业人员
3. 定于2014.12.30前完成
4. 当日未上班人员于微信上课

Do（执行）

日　期	课程名称	到会率	讲解者
12.2	《危化品管理制度》及相关内容	98%	叶×
12.8	危化品岗位职责、流程	99%	陈×
12.15	危化品溢出、暴露特殊应急预案	95%	王×
12.22	防溢包的使用	93%	孙×
12.29	危化品发放、运输工人培训	99%	王×

P D
A C

Act（处置）	Check（确认）

Act（处置）

将每年12月定为药学部危化品安全月

Check（确认）

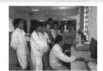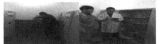

下一阶段

开发新的请领平台	• 危化品各项信息、图片上传、更新以供查询 • 申请单状态可查询以掌控进程
使用条形码技术	• PDA验收入库，近效期自动打印警示标签 • 申领单接收后，PDA扫描发放 • 病区PDA扫描接收 • 危化品开封时扫描二维码，自动打印开封效期标签

潜在失效原因	严重度	发生度	RPN	潜在失效原因	严重度	发生度	RPN
A 无单独危化品仓库	1	1	1	A 有效期检查不到位	1	1	1
A、D 无专用柜	1	1	1	B3 未双人复核	1	1	1
A、D 无防腐隔离板	1	1	1	B3 对品种不熟悉	1	1	1
A~D 无详细的制度、规范的流程	1	1	1	B1 请领单手工填写,字迹模糊潦草	1	1	1
A1 无岗位职责,未对库管进行绩效考核	1	1	1	B1 单据填写不完整	1	1	1
A~D 无危化品清单、专用标识、标签	1	1	1	B 单据设计不合理,无产地	1	1	1
A 无单独危化品仓库	1	1	1	C1 未对勤务人员培训、宣教	1	1	1
A 通风设备陈旧	1	1	1	C1 无安全防护设施	1	1	1
A 无防爆箱、防爆开关、防爆灯	1	1	1	C1 无规范操作流程	1	1	1
A 无防火门、喷淋设施	1	1	1	B3 危化品发放时间不固定	1	1	1
A~D 无应急预案	1	1	1	B3 工作人员易受干扰	1	1	1
A~D 无详细制度、规范操作流程	1	1	1	B1 请领单手工填写,字迹不清	1	1	1
A1 无岗位职责,未对库管进行绩效考核	1	1	1	B3 无岗位职责,未对库管进行绩效考核	1	1	1
A1 无定期巡查	1	1	1	A~D 无药品定位及药品标签	1	1	1
A 用电过载	1	1	1	B3 发放未核对	1	1	1
A 电路网线老化	1	1	1	C1 无专用运输箱	1	1	1
A2 操作不当	1	2	2	B3 发放时间不固定	1	1	1
A 地势低洼,易进水	1	1	1	C2 无专用电梯	1	1	1
A~D 无应急预案	1	1	1	C1 无专用运输箱	1	1	1
A 温湿度调控不到位	1	1	1	A~D 无溢洒处理措施	1	1	1
A 消防巡检后未整改	1	1	1	C2 无专用运输箱	1	1	1
A 无摄像头、红外监控	1	1	1	C1 无溢洒处理措施	2	1	2
A~D 无制度	1	1	1	C1 无封箱	1	1	1
A~D 未普及宣教,做到全员知晓	1	1	1	D 无专用柜	1	1	1
A、D 无门禁,人员随意进出	1	1	1	D 无详细的制度	1	1	1
A 温湿度调控不到位	1	1	1	D 无启封效期标签	1	1	1
A~D 有效期检查不到位	1	1	1				

改善后风险优先指数计算

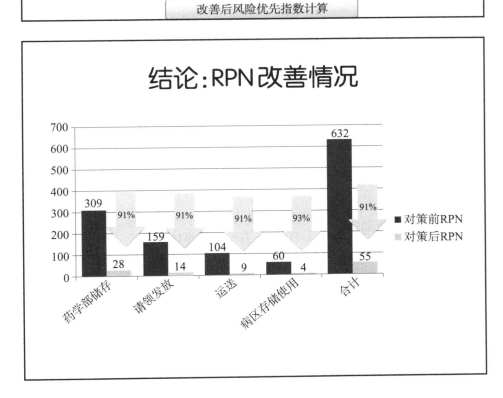

291

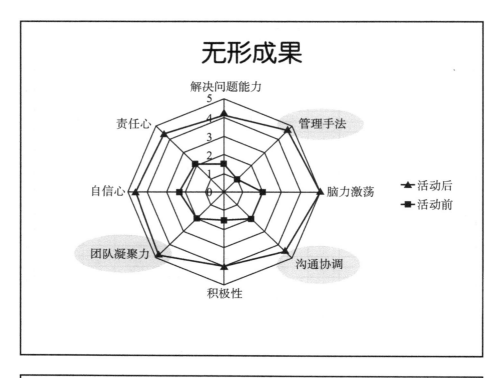

无形成果

成效结论

安全管理文化	·以"患者安全"为理念,塑造安全管理风险控制文化体系
前瞻风险分析	·将前瞻式风险管理的方法运用于医疗服务的各个环节
跨科整合沟通	·流程涉及多个部门,通过整顿、协调,形成有价值、有效率的整体
团队人员创新	·勇于接受风险、勤于钻研、坚持不懈,提高应变能力和自信度
软件开发应用	·将条码技术应用于危化品管理,接轨无纸化作业,需要信息科支持

第五节 运用RCA降低配血错误发生率

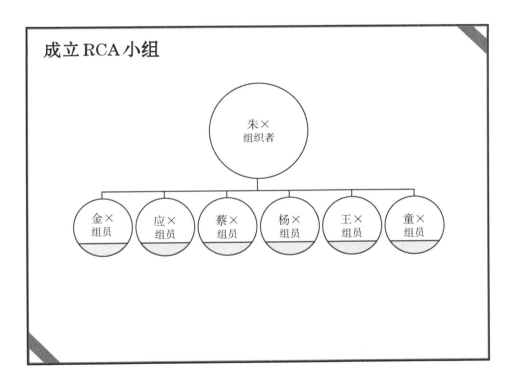

事件描述

事件类别	配备错误
时间	2014.3.25　14:30
报告科室	肝胆外科
发生地点	肝胆外科病房
事件描述	给42床"RH阴性"患者配血,配得RH阳性血

事件相关资料收集

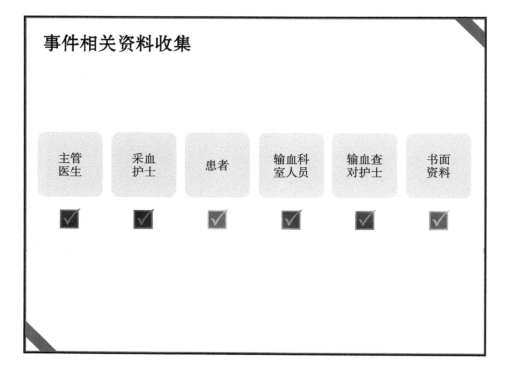

患者背景

男,50岁,农民,小学文化,因"脐部肿块突出疼痛伴流液半月",拟"脐尿管囊肿,尿毒症,贫血",于2014.3.24　16:24收住入院。

一般情况

神志清,精神可,呼吸平,脐部肿块大小约为3厘米×3厘米,不能回纳,伴流液,轻压痛,原有慢性肾功能衰竭尿毒症期8年,左股骨骨折术后一个半月。

患者

进行RCA的时机:异常事件严重度评估准则　SAC

		结　果			
		死亡	极重度伤害	重度伤害	中度伤害	无伤害或轻度伤害
频率	数周	1	1	2	3	3
	一年数次	1	1	2	3	4
	1~2年一次	1	2	2	3	4
	2~5年一次	1	2	3	4	4
	5年以上	2	3	3	4	4

严重度分析

（1）未发生输血错误

（2）偶然发生，仍有再发生的可能

（3）严重度级别SAC=4级

（4）进行RCA分析

事件经过

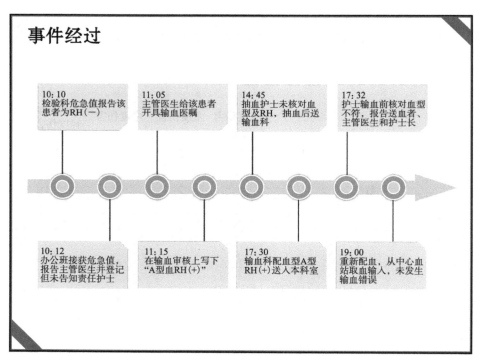

10：10 检验科危急值报告该患者为RH（－）

11：05 主管医生给该患者开具输血医嘱

14：45 抽血护士未核对血型及RH，抽血后送输血科

17：32 护士输血前核对血型不符，报告送血者、主管医生和护士长

10：12 办公班接获危急值，报告主管医生并登记但未告知责任护士

11：15 在输血审核上写下"A型血RH（+）"

17：30 输血科配血型A型RH（+）送入本科室

19：00 重新配血，从中心血站取血输入，未发生输血错误

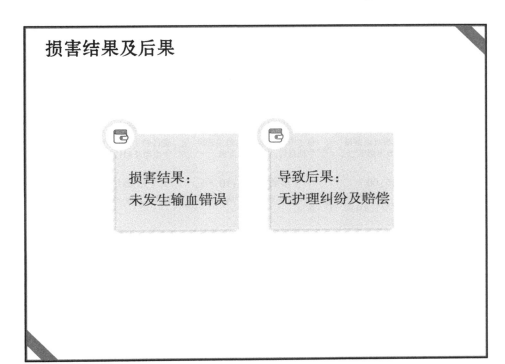

损害结果及后果

损害结果：
未发生输血错误

导致后果：
无护理纠纷及赔偿

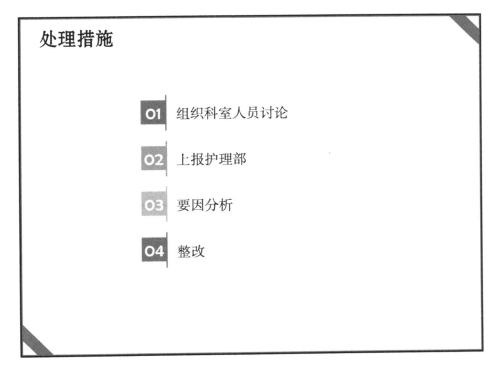

处理措施

01 组织科室人员讨论

02 上报护理部

03 要因分析

04 整改

配血错误流程图

步骤一:10:10	步骤二:10:12	步骤三:11:00
办班接到该患者血型"A型,RH(一)"危急值报告	办班报告主管医生,并将危急值项目登记在登记本中,但未通知责任护士	主管医生开出该患者配血医嘱

步骤四:11:05	步骤五:11:15	步骤六:14:50
主管医生未仔细核对血型报告单,直接在"输血申请单"上写下RH(+)	由于中午工作繁忙,经主管医生同意后,决定下午配血	责任护士未核对血型报告单上血型及RH因子

步骤七:15:00	步骤八:15:10	步骤九:17:30
与病人核对床号,姓名,住院号,但未核对血型及RH因子。	采集血标本后,立即送血库配血	血库配好血,送入我科

步骤十:17:32	步骤十一:17:35	步骤十二:17:50
护士查对交叉配血报告单和血袋上的RH与血型报告单上的RH不相符	血库送血人员将血液带回血库	重新配血

步骤十三:19:00	步骤十四:19:45	步骤十五:20:45
从中心血站送入RH(一)血	严格执行查对制度后,予以输血	输完血,无不适

要因分析

298

直接原因分析

医生因素	惯性思维,填写不仔细
护理人员因素	抽血前未核对血型及RH值
环境因素	工作繁忙
配血科室	交叉配血中未发现RH错误

根本原因分析   Asking Why

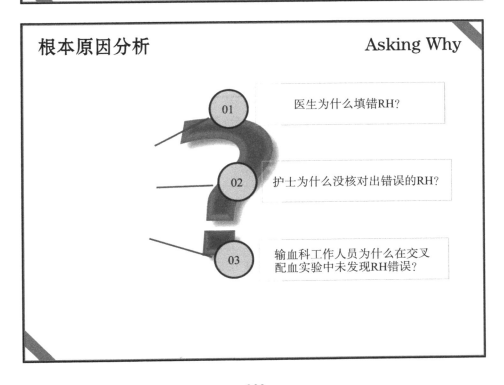

01 医生为什么填错RH?

02 护士为什么没核对出错误的RH?

03 输血科工作人员为什么在交叉配血实验中未发现RH错误?

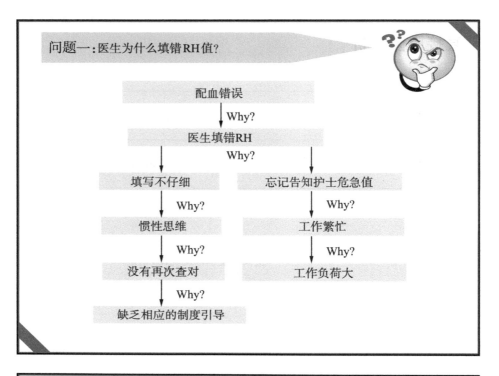

问题一:医生为什么填错RH值?

配血错误

↓ Why?

医生填错RH

↓ Why?

填写不仔细   忘记告知护士危急值

↓ Why?   ↓ Why?

惯性思维   工作繁忙

↓ Why?   ↓ Why?

没有再次查对   工作负荷大

↓ Why?

缺乏相应的制度引导

问题二:护士为什么没核对出医生写错RH?

关卡/控制/防御机制	机制有无运作	为何机制会失效
危急值接获制度	无	接到危急值报告,办公班未通知责任护士
医嘱查对制度	无	办班未查对医嘱是否符合规范,直接交给采血护士
配血制度	无	1. 采血护士未核对血型报告单上的RH值。 2. 采血前未与患者核对RH值。 3. 采血后未再次查对。
风险管理制度	无	1. 护士长对本科室人员的配血制度、流程缺乏培训和考核 2. 护士长对配血和危急值的接获缺乏监督管理

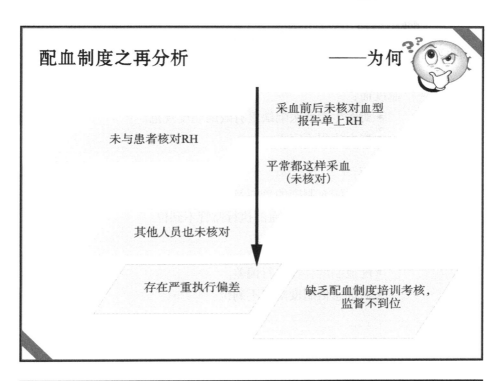

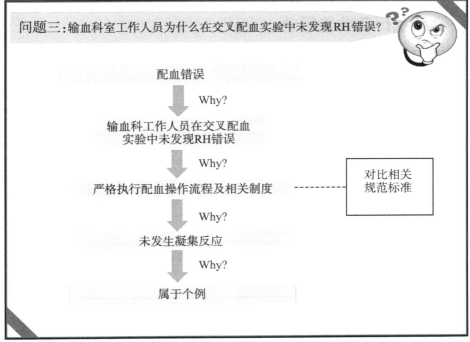

确认根本原因

⊟ 制度面：

- 对医生输血医嘱缺乏有效的制度规范。
- 配血流程不完善。

⊟ 管理面：

- 缺乏配血制度的培训及考核。
- 危急值接获、配血的执行监管不到位。

⊟ 执行面：

- 配血制度存在执行偏差。
- 对危急值制度落实不到位。

设计执行及改善行动

根本原因	对策实施	负责人
A. 制度面	A1. 重申及要求全体人员需依职责行事。	朱×
	A2. 制定医生输血医嘱流程。	金×
	A3. 优化配血流程。	金×
B. 管理面	B1. 对配血制度、流程进行培训考核，要求人人过关。	朱×
	B2. 对医嘱查对制度、危急值接获流程考核。	朱×
	B3. 制定监督检查方案。	朱×
C. 执行面	C1. 严格执行配血、危急值接获、医嘱查对制度及流程。	全体人员
	C2. 护士长每日监督核查落实情况。	朱×

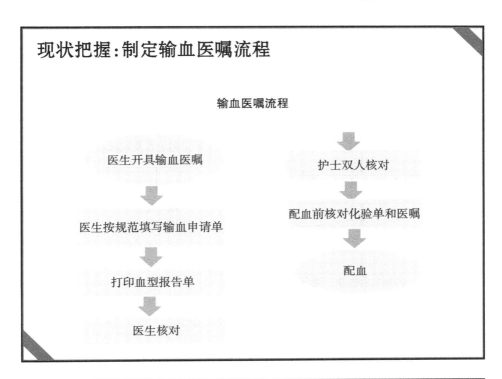

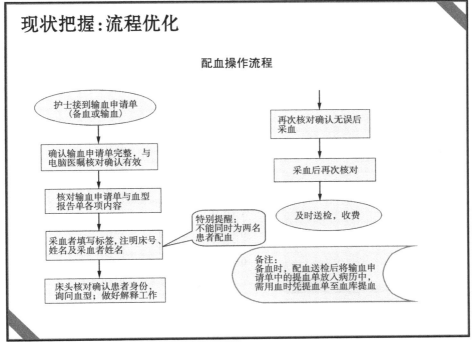

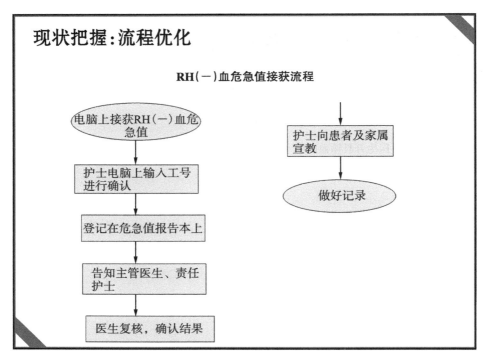

现状把握：流程优化

RH(一)血危急值接获流程

电脑上接获RH(一)血危急值

↓

护士电脑上输入工号进行确认

↓

登记在危急值报告本上

↓

告知主管医生、责任护士

↓

医生复核，确认结果

护士向患者及家属宣教

↓

做好记录

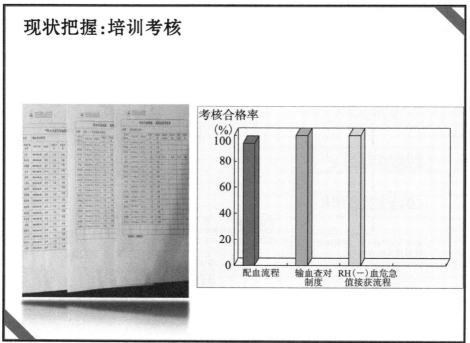

现状把握：培训考核

考核合格率

现状把握:检查监督

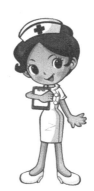

危急值制度的落实情况

配血流程的落实

- 需要一个优秀的团队

- 需要各部门的协调合作

- 需要领导的支持和帮助

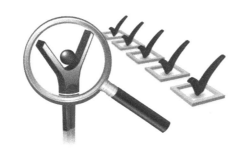